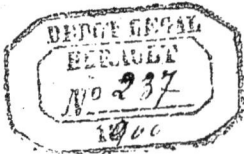

DOCTEUR P. VALKOFF

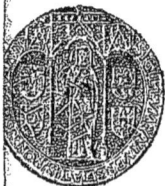

Contribution à l'étude

des

Sarcomes primitifs

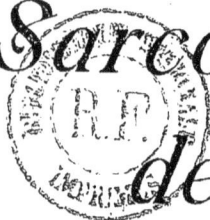

des Nerfs

des Membres

T$_d$85

MONTPELLIER

GUSTAVE FIRMIN ET MONTANE

CONTRIBUTION A L'ÉTUDE

DES

SARCOMES PRIMITIFS DES NERFS

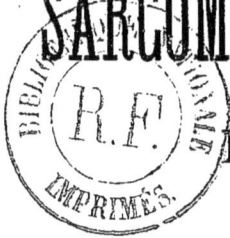

DES MEMBRES

PAR

P. VALKOFF

DOCTEUR EN MÉDECINE

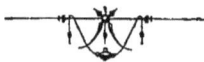

MONTPELLIER

IMPRIMERIE Gustave FIRMIN et MONTANE

Rue Ferdinand-Fabre et quai du Verdanson

—

1900

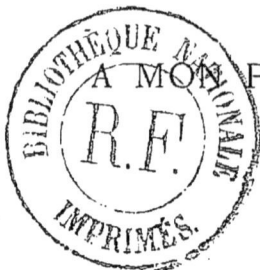

A MON PÈRE ET A MA MÈRE

*Faible témoignage de reconnaissance
et de profonde affection.*

A MON FRÈRE IVAN

LIEUTENANT AU 6ᵉ RÉGIMENT D'ARTILLERIE, SLIVEN

*Faible témoignage de reconnaissance
et de profonde affection.*

A MA SŒUR ET A MON BEAU-FRÈRE

Témoignage de profonde affection.

A MES FRÈRES CHRISTO ET THÉODORE

Témoignage de profonde affection.

P. VALKOFF.

INTRODUCTION

Pendant notre stage dans le service de M. le professeur Tédenat, nous avons eu l'occasion, en suivant notre Maître dans ses visites quotidiennes et ses instructions cliniques, d'observer un malade dont l'histoire fut le sujet d'une longue interprétation clinique. Il s'agissait d'un sarcome du nerf médian, sarcome qui fut opéré quelque temps après par M. Tédenat et qui guérit rapidement, sans qu'il subsistât dans la suite le moindre trouble dans le territoire du nerf primitivement atteint.

Frappé des difficultés de son diagnostic, nous avons cherché dans les auteurs classiques et les publications les plus récentes des observations semblables, mais nous avons été surpris de voir combien peu elles étaient fréquentes ; aussi, encouragé par notre Maître, M. le professeur Tédenat, qui a bien voulu nous communiquer l'observation d'un autre cas semblable opéré antérieurement par lui, il nous a paru intéressant de faire l'étude des faits de ce genre en choisissant pour sujet de notre thèse inaugurale : l'*Étude des sarcomes primitifs des nerfs des membres.*

Dans ce travail, nous n'avons pas voulu faire une étude complète, une mise à point définitive de la question ;

aussi, n'apportons-nous aucun tableau, aucune statistique. Notre but a été beaucoup plus modeste : nous avons simplement voulu faire une étude surtout clinique de ces tumeurs et préciser quelques points de leur symptomatologie, parfois diffuse, et de leur diagnostic, souvent bien difficile ; et nous étudierons quel traitement doit leur être apporté afin de conserver autant que possible les fonctions du nerf

C'est dans ce but qu'à la fin de ce travail, nous avons réuni et groupé auprès du cas que nous avons pu observer dans le service de M. le professeur Tédenat et de celui qu'il nous a communiqué, les quelques observations qui nous ont paru, au point de vue clinique, se rapprocher le plus des nôtres.

Notre qualité d'étranger, ainsi que nos connaissances restreintes sur la question, nous obligent à reconnaître que notre travail est forcément incomplet. Mais le jury voudra bien tenir compte des difficultés que nous avons eues à surmonter pour pouvoir mener à bien cette étude.

Nous sommes heureux de pouvoir remercier ici M. le professeur Tédenat, dont les inoubliables leçons nous aideront sans cesse dans l'examen de nos malades. Nous lui adressons nos remerciements les plus sincères pour les observations si intéressantes qu'il a bien voulu nous communiquer et nous permettre de publier ; nous le prions d'agréer l'assurance de notre profonde reconnaissance pour le grand honneur qu'il nous fait en acceptant la présidence de notre thèse.

A tous nos Maîtres dans les hôpitaux, à tous ceux dont l'enseignement de chaque jour, les sages conseils et les encouragements nous ont permis d'atteindre le but de nos travaux et de nos efforts, nous adressons, au terme de nos études, un témoignage de profonde reconnaissance.

Enfin, au moment de quitter la terre de France, nous adressons un souvenir ému à ce pays noble et hospitalier que nous considérons comme notre seconde patrie ; à cette vieille et célèbre Ecole de Montpellier, dont le renom, répandu au loin, nous a fait accourir pour profiter de son enseignement profond et lumineux.

CONTRIBUTION A L'ÉTUDE

DES

SARCOMES PRIMITIFS DES NERFS

DES MEMBRES

HISTORIQUE

On a voulu retrouver des observations des tumeurs des nerfs, dans Hippocrate, Galien, Avicenne, Jean de Vigo, A. Paré, Valsalva, Morgagni, mais elles sont fort incomplètes et obscures ; c'est Cheselden (1) qui, le premier, a donné une description très détaillée d'une tumeur située sur le trajet d'un nerf.

Avec Odier (de Genève) (2), on voit, pour la première fois, apparaître le terme de « névrome ». Il en donne la définition suivante : « Toute tumeur mobile, circonscrite et profonde, produite par le gonflement accidentel d'un nerf à l'extrémité duquel la compression de la tumeur fait éprouver des crampes très pénibles. »

---

(1) Cheselden. — The anatomy ot the human body, the X° édition London, 1768, p. 256.

(2) Odier. — Manuel de Médecine pratique, Genève, 1803.

En 1810, apparaît un travail important d'Alexandre de Nimègue (1) sur les tumeurs des nerfs, où l'auteur rapporte deux observations.

L'année 1812 est marquée par le travail de Bayle et Cayol (2), qui prétendent démontrer la nature cancéreuse des névromes. Cette opinion est plus ou moins partagée par des auteurs tels que Scarpa et Mounoir.

La thèse de Bérard (1835) ne fit qu'accentuer les idées de Bayle et Cayol.

Aronssohn (3), dans sa thèse inaugurale, fait faire un pas à la question dans la voie anatomo-pathologique en faisant la classification suivante des tumeurs des nerfs :

1° Tumeurs provenant directement du nerf ; 2° tumeurs provenant du névrile.

Cruveilhier conclut aussi, de ses recherches, que les lésions des nerfs ne portent pas toujours sur la fibre nerveuse, mais parfois sur le névrilème.

Mais il faut arriver à Lebert (1841) et Virchow (4) pour trouver une bonne classification des névromes. Ces auteurs divisent les tumeurs des nerfs en deux classes : 1° névromes vrais et 2° pseudo-névromes.

Cependant, dès 1866, Tillaux (5), dans sa remarquable thèse d'agrégation avait déjà reconnu l'existence de névro-

---

(1) Alexandre. — Dissertatio de tumoribus nervorum, Lugd. Bat., 1810.

(2) Bayle et Cayol. — Dictionnaire en 60 volumes. T. III, 3,622, 1812.

(3) Aronssohn. — Observations sur les tumeurs développées dans les nerfs. Thèse de Strasbourg, août 1822.

(4) Virchow. — Traité des tumeurs. Traduction française, 1869.

(5) Tillaux. — Des affections chirurgicales des nerfs, Paris 1866.

mes vrais, qu'il appelle *médullomes*, en opposition avec les autres néoplasmes des nerfs, tels que fibromes, myomes, etc.

Depuis lors, de nombreuses observations de tumeurs des nerfs sont rapportées, tant en France qu'à l'étranger. Peret-Gilbert (1) en a résumé une grande partie dans sa thèse.

Actuellement, les auteurs (Schwartz, in Traité de chirurgie; Le Dentu et Delbet; Lejars, Traité Duplay et Reclus; s'accordent à décrire d'une part les névromes ou tumeurs constituées par une néoformation du tissu nerveux; d'autre part, les néoplasmes ou tumeurs formées par des tissus hétéromorphes (fibromes, myxomes, sarcomes et, exceptionnellement, carcinomes).

Nous n'avons en vue, ici, que les néoplasmes primitifs des nerfs et, en particulier, les sarcomes développés d'emblée aux dépens du stroma des troncs nerveux, laissant de côté les sarcomes secondaires, c'est-à-dire propagés dans le nerf par une tumeur de voisinage.

----

(1) Peret-Gilbert. — Considérations sur les néoplasmes primitifs des nerfs des membres. Thèse de Paris, 1891.

ETIOLOGIE

L'étiologie des sarcomes des nerfs est aussi obscure que celle de tous les sarcomes; on a incriminé tour à tour le rhumatisme, la scrofule, la syphilis, sans jamais apporter une preuve certaine de l'influence de ces diverses affections.

Aronssohn cite deux cas où le malade avait contracté la syphilis antérieurement, et l'apparition de la tumeur n'a été qu'une simple coïncidence.

Dans certains cas, on a pu prendre une tumeur gommeuse pour une tumeur d'un nerf. (Cas de Leboucq ; *Des névromes,* thèse de Paris, 1865).

Dans d'autres observations, le malade accuse le traumatisme (chute, coup, compression prolongée) d'être la cause du néoplasme; mais aucune preuve n'en a jamais démontré la véritable influence et, tout au plus, peut-on considérer ce dernier comme une cause occasionnelle. Il est à remarquer, cependant, que ce sont le plus souvent les nerfs superficiels qui sont atteints par le néoplasme, c'est-à-dire les nerfs les plus exposés au traumatisme.

Quant au rôle que joue l'hérédité dans le développement des sarcomes des nerfs, à part l'observation d'une tumeur héréditaire signalée par Nicaise, aucune autre observation ne vient en nier ou en confirmer l'influence.

On rencontre les sarcomes des nerfs à tous les âges de la vie, mais plus fréquemment dans l'âge adulte.

Quant au sexe, le néoplasme atteindrait également les hommes et les femmes.

ANATOMIE ET PHYSIOLOGIE

PATHOLOGIQUES

A. — Le plus souvent les sarcomes des nerfs se présentent sous forme de tumeur unique et de moyen volume; ce n'est qu'exceptionnellement qu'ils atteignent un volume très considérable ; tel le cas cité par Marchand (Société de Chirurgie), où la tumeur avait 16 centimètres de diamètre.

Ils siègent plus souvent au membre supérieur qu'au membre inférieur. On les a signalés : sur le plexus brachial ; le médian (Grohe, Volkman, Lannelongue), le cubital (Verneuil, Maron, Demarquy, Foucault, Duplay), le sciatique (Verneuil, Marchand, Bouilly et Mathieu), le tibial postérieur (Broca), le pneumogastrique (Sottas).

Dans la première des deux observations que nous rapportons et que nous devons à l'obligeance de M. le professeur Tédenat, le sarcome siégeait sur le nerf médian; dans la seconde, sur le cubital.

Le volume des sarcomes varie de celui d'un grain de millet à celui du poing. Leur forme est allongée, ovoïde, à grand axe parallèle à celui du cordon nerveux; quelquefois ils sont déjctés latéralement et ne se trouvent pas dans la direction de l'axe du nerf.

L'aspect extérieur de la tumeur est lisse ou plus ou moins

aplati et bosselé. Elle est généralement bien circonscrite, sans adhérence aux organes voisins; mais, quelquefois, on observe des rapports plus ou moins intimes avec les parties fibreuses environnantes (aponévrose, ligament, tendon).

A la section, le sarcome présente une coloration blanc jaunâtre ; le tissu dense, ne laisse suinter aucun liquide et est semé d'îlots hémorragiques. Il peut contenir également des kystes, des masses lipomateuses et coloïdes.

Quand la tumeur est un sarcome mou, qui est généralement riche en vaisseaux, on peut trouver, à la coupe, des kystes sanguins, plus ou moins volumineux, produits par la rupture de quelques-uns des nombreux vaisseaux qui traversent la tumeur.

Les sarcomes des nerfs se développent aux dépens du tissu conjonctif qui entre dans la composition des nerfs ; mais, comme ce tissu occupe des points très divers dans le cordon nerveux, nous croyons utile de rappeler avant tout son mode de distribution :

A l'état normal, le *nerf* est composé par un ensemble de *faisceaux nerveux* (f. primitifs), formés eux-mêmes de *fibres nerveuses*, le tout réuni par du tissu conjonctif.

Ce dernier peut être divisé en trois systèmes :

1° La *gaîne lamelleuse de Cornil et Ranvier* (périnèvre de certains auteurs), entourant le faisceau nerveux à la manière d'un tube. Sur les faisceaux de tout petit diamètre, cette gaîne est formée par un seul feuillet, très mince; transparent, d'aspect hyalin (c'est la *gaîne de Henle*). Sur les faisceaux volumineux, cette gaîne est constituée par des lamelles multiples disposées concentriquement les unes par rapport aux autres. Ces lamelles se composent des faisceaux conjonctifs et des fibres élastiques unis par une substance hyaline. Sur chacune de leurs deux faces se trouve un revêtement endothélial.

2° Le *tissu conjonctif intra-fasciculaire*, composé de fibres et de cellules conjonctives.

3° Le *tissu conjonctif inter-fasciculaire* ou *péri-fasciculaire* (épinèvre ou névrilème de certains auteurs), unissant entre eux les différents faisceaux primitifs et, d'autre part, formant une gaîne du tronc nerveux. Par sa nature histologique, ce tissu conjonctif est lâche et formé de faisceaux conjonctifs, de fibres élastiques, de cellules conjonctives et de cellules adipeuses.

Les vaisseaux sanguins, artères et veines des nerfs, et les nervi-nervorum se ramifient d'abord dans le tissu conjonctif péri-fasciculaire, puis ils pénètrent dans l'intérieur du faisceau en traversant la gaîne lamelleuse (1).

Partout dans le nerf où existe ce tissu conjonctif peut se développer le sarcome.

Si le point de départ de la tumeur a été la gaîne lamelleuse ou le tissu conjonctif intrafasciculaire, le *sarcome serait interfibrillaire ou central*; si, au contraire, le développement de la tumeur s'est fait aux dépens du tissu conjonctif péri-fasciculaire ou névrilème, le *sarcome serait périphérique*, et enfin, si la production morbide a pris naissance dans la gaine lamelleuse et le tissu conjonctif intrafasciculaire d'une part, et du névrilème, d'autre part, le sarcome serait alors *mixte*.

Dans le sarcome *interfibrillaire* ou *central*, le tissu pathologique occupe plus spécialement le centre du cor-

_____

(1) Cornil et Ranvier. — *Manuel d'histologie pathologique.*

don nerveux, dont les faisceaux et les fibres dissociés, se trouvent ainsi éparpillés à la surface de la tumeur, ce que l'on peut comparer aux cordelettes des filets enveloppant les ballons : les faisceaux nerveux convergent et se réunissent aux deux extrémités du grand axe de la tumeur pour reconstituer le nerf ; mais quelquefois la réunion se fait en deux autres points de sa surface et alors la tumeur est en diagonale par rapport à l'axe des cordons nerveux.

Le sarcome *périphérique*, c'est-à-dire développé surtout aux dépens du névrilème, peut être *circulaire*, occupant toute la périphérie du nerf sur une certaine hauteur : le nerf plonge alors dans la tumeur et la traverse d'un pôle à l'autre ; il peut être *latéral*, n'occupant qu'un point plus ou moins restreint de la périphérie du nerf, qui est déjeté et aplati sur un des côtés du néoplasme.

Dans d'autres cas, la production néoplasique est comme appendue au nerf et ressemble à une grappe de raisin soutenue par son cep ; le sarcome est alors *pédiculé*.

Dans le sarcome *mixte*, le néoplasme, tout en englobant une partie des tubes nerveux, en repousse une autre partie au centre.

Il est important de connaître cette division des sarcomes, car elle peut nous permettre quelquefois d'enlever le tissu morbide en respectant les faisceaux nerveux.

Avant d'indiquer les variétés de sarcome que l'on rencontre dans les nerfs, nous rappellerons quelques généralités sur les sarcomes, leur mode de développement et leur constitution.

Cornil et Ranvier (1) définissent les sarcomes : « des tumeurs constituées par du tissu embryonnaire pur ou

_____

(1) Cornil et Ranvier. — *Manuel d'histologie pathologique.*

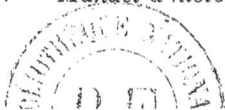

2

subissant une des premières modifications, qu'il présente pour devenir un tissu adulte ».

Les cellules des sarcomes revêtent les formes les plus variées : tantôt sphériques, tantôt irrégulières avec des prolongements multiples, anastomosées parfois ou quelquefois allongées en fuseau.

Leurs dimensions n'en sont pas moins variables : 5 μ à 6 μ jusqu'à 50 μ et plus.

Leur constitution est très simple : ce sont des cellules sans membranes propres, renfermant un ou plusieurs noyaux soit sphériques, soit ovalaires, de dimensions variables : 5 à 9 μ et renfermant des nucléoles petits et brillants d'habitude (Cornil et Ranvier).

J. Muller a décrit dans les sarcomes des cellules géantes ou cellules mères, renfermant un grand nombre de noyaux. Autour du noyau il existe une substance grenue, qui, sous l'influence de l'acide acétique devient d'une transparence extrême.

Ces cellules sont disposées les unes à côté des autres, se touchent ou sont séparées seulement par une substance amorphe, molle et peu abondante.

Des vaisseaux sanguins y existent en grand nombre : ils sont en rapport direct avec les cellules ; leur structure y est la même que celle des vaisseaux enflammés, leurs cellules sont à l'état embryonnaire et, par conséquent ne diffèrent pas de celles qui composent la masse de la tumeur. Ces vaisseaux sont souvent dilatés, variqueux ou anévrysmatiques, apparaissant à l'œil nu comme de petits points rouges. Ils peuvent se rompre et déterminer ainsi de petits kystes remplis de sang liquide ou coagulé.

Les différentes variétés de sarcome sont : 1° le sarcome *encéphalique* de Cornil et Ranvier, c'est le sarcome *mou* ou *globo-cellulaire* ; 2° le sarcome *fibro-plastique*, ou *fuso-cellulaire* ou *fasciculé* ; 3° le sarcome à *myéloplaxes* ou à *cellules géantes* ; 4° le sarcome *névro-glique* et 5° le sarcome *angiolithique*.

Les variétés que l'on rencontre dans les nerfs sont : les *sarcomes globo-cellulaires* ayant des cellules arrondies et de petites dimensions, les sarcomes *fuso-cellulaires* à cellules allongées et fusiformes, et les *sarcomes télan-giectasiques*, dans lesquels les vaisseaux n'ayant pas de membrane propre résistante, se sont rompus et ont laissé échapper du sang.

Il est intéressant de savoir quel est l'état du nerf au dessus et au-dessous de la tumeur. Outre les désordres anatomiques de dissociation, les nerfs ont-ils subi quelques altérations histologiques?

D'après Girardin (1) : « Que les faisceaux nerveux restent associés en un cordon qui traverse la tumeur, qu'ils soient désagrégés et distribués dans la masse morbide ou éparpillés à sa surface ; leurs éléments présentent ordinairement une myéline à peu près normale et leur cylindre-axe continu. »

« Il est remarquable, disent Cornil et Ranvier, de voir la force de résistance du tissu nerveux périphérique à l'action compressive et envahissante de ces tumeurs. Les tubes nerveux ne subissent, en général, aucune modification nutritive appréciable. »

Dans la première observation rapportée dans la thèse de Brun, et que nous reproduisons plus loin, l'examen histo-

----

(1) Girardin. — Des tumeurs des nerfs en général et des tumeurs du creux poplité en particulier. Thèse de Paris 1876.

logique a démontré qu'un grand nombre de tubes nerveux avaient perdu leur gaîne de myéline, comme le fait a lieu, d'une façon temporaire, il est vrai, dans la section expérimentale des nerfs. Au-dessus et au-dessous de la tumeur, le nerf présente ses caractères habituels.

Les ganglions où se rendent les lymphatiques du territoire atteint par la néoplasie ne sont pas engorgés.

L'état des tissus voisins de la tumeur est normal, pas d'adhérences à la peau, ni aux plans profonds; ce n'est que quand le sarcome est volumineux, étant arrivé à sa dernière période, que l'on peut observer des adhérences soit à la peau, soit aux tissus environnant la tumeur.

B. — Si on extirpe la tumeur après résection d'une portion plus ou moins grande du cordon nerveux, on trouve signalé, dans certaines observations, ce fait curieux, à savoir : que les troubles fonctionnels qui auraient dû se produire fatalement, ont été nuls ou de peu d'importance. Ainsi la résection du médian, la résection du sciatique, nerfs d'une si grande importance, ont pu s'accompagner dans certains cas d'un minimun de troubles qui a pu en imposer pour une guérison absolue et définitive. Comment pouvons-nous expliquer ce paradoxe physiologique? Nous éliminerons, bien entendu, les faits où la suture nerveuse, faite après des résections peu étendues, a permis à la régénération nerveuse de se faire dans le délai normal ; et même dans ces cas nous savons que la restauration anatomique exige, pour se faire, trois à cinq mois chez l'adulte, et six à huit chez le vieillard ; que par conséquent, la restauration fonctionnelle étant à peu près parallèle au processus anatomique, il semblerait que l'on dût rencontrer pendant ce laps de temps, les mêmes troubles que ceux qui surviennent là ou l'on a fait une résection du nerf sans possibilité de réunion.

Cependant, il existe des observations d'où l'on voit que les troubles fonctionnels survenus à la suite de section ou de résection nerveuse ont été d'une très courte durée : tel le cas de Nélaton, où, sept jours après l'opération, on vit se rétablir la sensibilité et la motilité. Il est évident que dans ce cas, nous ne pouvons pas attribuer ce retour des fonctions à une régénération nerveuse.

Nous citerons aussi le cas rapporté par Aronssohn dans sa thèse de doctorat :

« Dubois fit la résection d'une partie considérable du médian pour un névrome situé au milieu du bras, sur ce nerf. Il se manifesta une insensibilité du côté des doigts. Plus tard, il se fit un retour imparfait de la sensibilité. Le malade guérit ». Ainsi, section du médian avec un écart entre les deux bouts tel qu'on ne peut supposer possible une régénération nerveuse ; absence de paralysie des muscles innervés par ce nerf, légers troubles de la sensibilité.

L'explication des faits est fournie par la *théorie de la suppléance motrice et sensitive,* théorie qui est l'œuvre de l'illustre Létievant (de Lyon). Nous empruntons à son *Traité des sections nerveuses* les lignes suivantes :

« En résumé, la main d'un paralysé du médian jouit de presque tous les mouvements, si on les consulte isolément ; tous sont produits par des muscles voisins suppléant ceux qui sont paralysés. »

Il en est de même pour la sensibilité. A la suite de section du médian, la sensibilité n'est pas complètement éteinte dans la région innervée par ce nerf, mais elle y est considérablement diminuée.

Comment s'établit cette sensibilité ? C'est par des anomalies de distribution, par des anastomoses, par les fibres récurrentes, et enfin, d'après Létievant, par l'ébranlement des papilles voisines. C'est surtout les sensations de tact, de chatouillement, de frottement, plutôt que les sensations de piqûre ou de chaud qui subsistent et peuvent être fournies par les territoires nerveux voisins.

En résumé, la paralysie motrice et sensitive n'est pas la suite nécessaire d'une section nerveuse, et cela, du fait d'anastomoses préétablies, d'anomalies de distribution, de la sensibilité récurrente et enfin de suppléance nerveuse,

SYMPTOMATOLOGIE

Il n'existe aucun signe pathognomonique qui permet de porter un diagnostic à coup sûr de sarcome d'un nerf ; ce n'est que par une étude attentive et approfondie de tous les symptômes qu'on pourra réunir un ensemble clinique permettant d'arriver à ce diagnostic.

Le début des sarcomes des nerfs est généralement très obscur ; le plus souvent, c'est par hasard que le malade s'aperçoit de l'existence *de la tumeur ;* parfois, c'est à la suite d'un coup, d'une chute, d'une compression prolongée de la région ou d'une blessure que l'attention du malade est attirée sur ce point, et que le développement de la tumeur est attribué à ce traumatisme.

Quelquefois, cependant, ce sont les *phénomènes douloureux* qui en marquent le début : ce sont des engourdissements, des fourmillements, des douleurs névralgiques irradiées dans le territoire du nerf atteint.

La douleur manque rarement et est un bon signe des tumeurs des nerfs, mais elle ne peut pas, à elle seule, éclairer le diagnostic, parce qu'une compression simple, une inflammation du voisinage d'un nerf, peuvent amener les mêmes symptômes douloureux.

Tantôt la douleur précède l'apparition de la tumeur, tantôt elle ne survient que lorsque le néoplasme a déjà un certain développement. Elle apparaît, soit spontanément, soit à la suite d'une contusion de la région, attirant l'attention du malade de ce côté.

Quelquefois, la douleur fait complètement défaut, comme dans une observation de Brun, et on peut dire, en général, que la tumeur est indolente tant qu'elle est petite et ne s'accroît pas sensiblement ; dans ce cas, la tumeur est découverte tout à fait par hasard.

Cette indolence peut avoir une durée très longue, deux ans, trois ans (Girardin) ; mais que la tumeur (ce que l'on observe le plus souvent) vienne à s'accroître rapidement et la douleur apparaît.

Son intensité est très variable, elle prend généralement son point de départ au niveau de la tumeur et s'irradie en suivant le trajet du nerf, soit vers la périphérie du nerf, soit vers le centre.

Tantôt ce n'est qu'une simple sensation d'engourdissement, comparée par les malades, dit Foucault, (à la sensation éprouvée par un heurt violent) ; tantôt ce sont des fourmillements, quelquefois une sensation de froid, ou une douleur passant comme un éclair, à la façon des douleurs fulgurantes ; quelquefois, elles peuvent être extrêmement violentes, constituant de véritables accès névralgiques, et, dans ce cas, elles ne tardent pas à devenir une torture pour le malade. Valsalva cite le cas d'une femme qui se serait coupé le pied si on ne l'eût retenue à temps ; une autre malade se jette par la fenêtre (Ollivier), tant les douleurs sont intolérables.

Ces douleurs sont exaspérées par la pression sur la tumeur, par les mouvements, les variations de température, le froid humide ; elles peuvent être exclusivement nocturnes. Foucault cite un cas dans lequel les douleurs survenaient au moment des époques menstruelles.

Elles sont calmées parfois par l'immersion dans l'eau froide, la compression au-dessus de la tumeur (Aronssohn), phénomène que l'on a donné comme élément de diagnostic (1).

Les douleurs provoquées peuvent être les seules existantes et sont à peu près constantes ; on doit les attribuer à la position fréquente des faisceaux nerveux à la périphérie du néoplasme.

On a cherché différentes explications à cette douleur, car on ne peut l'attribuer à une lésion matérielle, appréciable et constante. D'après Smith, la structure propre de la tumeur, qui présenterait une exagération du réseau capillaire en dedans comme en dehors, ne serait pas étrangère au phénomène douleur ; tandis que les tumeurs indolentes sont plus ou moins dépourvues de vaisseaux. Girardin et Foucault (2) admettent qu'outre le volume et l'accroissement du néoplasme, les rapports des fibres nerveuses avec la masse morbide interviennent pour une grande part dans l'élément douleur. Dans le cas de tumeur périphérique ou centrale la pression de la tumeur serait douloureuse ; elle ne le serait pas dans le sarcome latéral.

La sensibilité dans ses divers modes est ordinairement conservée dans tout le territoire du nerf atteint.

On peut observer, dans certains cas, un endolorissement diffus de toute la région durant quelque temps, et

---

(1) Aronssohn. — Th. de Strasbourg, 1822.
(2) Foucault.— Des tumeurs des nerfs mixtes, Th. de Paris, 1872.

pouvant amener une perversion légère de la sensibilité : soit l'hyperesthésie, soit l'anesthésie.

La motilité peut être diminuée ou accidentellement abolie. Dans certains cas, on observe des secousses, des spasmes dans les muscles innervés par le nerf atteint de sarcome (Paget), des crampes (Bonnel), des contractures douloureuses tétaniformes (Honel). Un malade de Delbeau (*in* Traité de chirurgie) présentait, pendant les paroxysmes douloureux, une extension et une abduction du pied par contracture des péroniers latéraux. On peut observer les mêmes signes dans les membres supérieurs ; on a cité aussi des convulsions générales, des accès épileptiformes (Aronssohn). Les troubles trophiques sont généralement peu marqués ; on a signalé cependant : peau sèche, squameuse, crises de sueurs, chute des poils et plus fréquemment de l'atrophie musculaire.

Les symptômes généraux, nuls le plus souvent, peuvent cependant, du fait de la douleur, amener une déchéance de l'organisme plus ou moins rapide.

L'examen de la région d'où part la douleur nous montre *une tumeur* siégeant indifféremment en un point quelconque sur le trajet superficiel d'un nerf connu.

Cette tumeur, de volume variant de la grosseur d'un grain de millet à celle d'un œuf de dinde, est régulière ou bosselée, a une forme allongée, généralement suivant l'axe du nerf ; sa consistance, égale partout, est généralement rénitente ; cependant dans certains cas de sarcomes mous elle donne une véritable sensation de fluctuation et a pu être prise pour une collection liquide.

Cette tumeur est, d'ordinaire, *assez mobile latéralement*, à moins d'adhérences périphériques trop serrées ou d'un développement excessif. Ces caractères peuvent être

masqués, la tumeur se dissimulant derrière une aponévrose assez résistante ou un muscle en contraction.

Si la tumeur est mobile latéralement, elle est, au contraire, *absolument immobile dans le sens de la direction du
nerf* ; ce signe, très important pour le diagnostic des
tumeurs des nerfs, peut cependant faire quelquefois
défaut et, dans certains cas, la tumeur peut être mobile
dans tous les sens.

La peau qui recouvre la tumeur a un aspect normal;
pas de changement de coloration, ni de dilatation veineuse
et, le plus souvent, mobile sur la tumeur. Ce n'est que
quand le sarcome est volumineux, étant arrivé à sa
dernière période, que l'on peut observer des adhérences
soit à la peau, soit aux tissus voisins.

MARCHE ET PRONOSTIC

La marche des sarcomes des nerfs est généralement lente, mais progressive; ils semblent évoluer plus lentement que dans d'autres tissus. Duplay rapporte l'observation d'un cas ayant duré trois ans, la tumeur ne dépassant pas le volume d'un pois. Le sarcome des nerfs a cependant quelquefois une évolution beaucoup plus rapide : ainsi dans un cas de Schwartz (*in* Traité de chirurgie), un sarcome du sciatique avait atteint le volume du poing en 18 mois. Le développement progressif de la tumeur amène une gêne croissante dans les fonctions des membres, cette gêne est surtout due aux douleurs, dont l'intensité augmente avec le développement du néoplasme. Cette douleur peut devenir intolérable et, arrivée à ce degré, troubler profondément l'état général du sujet. La tumeur, comme tous les sarcomes, n'ayant aucune tendance naturelle à rétrocéder, seule une intervention peut amener une amélioration, parfois une guérison. Les récidives ont été observées dans certains cas et dans une observation de Tillaux la tumeur récidiva trois fois en gagnant de proche en proche les filets nerveux du plexus brachial et nécessita, en dernier lieu, la désarticulation de l'épaule, ce qui d'ailleurs n'arrêta pas l'extension progressivement croissante du néoplasme, qui gagna les racines et la moelle et se termina par la mort avec douleurs intenses généralisées.

Le *pronostic* de cette affection est donc grave, puisqu'elle a une marche toujours envahissante et peut récidiver après une première intervention ; il importe donc d'en faire un diagnostic *précoce* pour intervenir dès le début et enlever le néoplasme dès sa naissance.

DIAGNOSTIC

Lorsque, sur le trajet connu d'un nerf, plus ou moins superficiel, on trouve une tumeur arrondie, lisse, ou un peu bosselée, de consistance rénitente, n'ayant aucune adhérence avec les plans superficiels; lorsque cette tumeur, douée d'une grande mobilité transversale, est, au contraire, *d'une immobilité complète dans le sens de la direction du nerf,* et lorsque à ces signes physiques viennent s'ajouter des signes fonctionnels, tels que : douleur sur le trajet connu du nerf, douleur survenant spontanément soit à la pression de la tumeur et présentant de temps à autre des paroxysmes, troubles de la motilité dans les muscles innervés par ce nerf, on arrive facilement au diagnostic de *néoplasme du nerf.* Mais il n'en est pas toujours ainsi : la tumeur peut être profonde, enfouie pour ainsi dire au milieu des masses musculaires ; dans ces cas, le diagnostic différentiel doit être fait avec un certain nombre d'affections que nous allons passer en revue.

En présence d'un néoplasme supposé d'un nerf, une triple question se pose ;

1°) Est-ce une tumeur nerveuse ?

2°) De quelle nature est cette tumeur?

3°) Quels rapports affecte-elle avec le nerf sur lequel elle est greffée.

1° Il n'est pas toujours facile de répondre à la première question, et surtout quand la tumeur est profondément située, difficilement accessible à l'exploration, et on comprend que des erreurs de diagnostic aient pu être commises, même par d'excellents chirurgiens.

C'est ainsi qu'on a pu croire à une *simple névralgie,* ou se trouver en face d'une attaque *d'épilepsie Jacksonienne.*

Mais, dans la névralgie il y a des points spéciaux, bien étudiés par Valleix, que l'on doit rechercher et qui pourront mettre le clinicien sur la voie du diagnostic. Dans le cas d'épilepsie partielle, on aura pour se guider et soupçonner une affection locale siégeant dans un cordon nerveux, le début des attaques, commençant généralement par le pied, la jambe ou l'avant-bras.

Une *tumeur para-nerveuse* serait encore de nature à en imposer, mais une exploration attentive permettra de reconnaître l'intégrité du tronc nerveux ; isolée et comprimée seule, la tumeur ne sera pas douloureuse.

Il est cependant un genre de tumeur qui a pu créer de véritables embarras pour le diagnostic : nous voulons parler *des anévrysmes, principalement à la région poplitée.* En effet, on a signalé *des sarcomes du sciatique à dégénérescence kystique,* donnant une sensation de fluctuation, qui simulaient un anévrysme de l'artère poplitée. Les rapports intimes du nerf et du paquet vasculaire expliquent la possibilité d'une pareille erreur. C'est un examen attentif des phénomènes douloureux, des mouvements d'expansion, des battements et surtout des bruits de souffle, qui permettront, en pareille circonstance, de porter le diagnostic.

2° Il s'agit maintenant de déterminer la véritable nature de la tumeur *(sarcome ou tout autre néoplasme du nerf)*. On arrivera, par élimination, à conclure que cette tumeur est véritablement un sarcome. En effet, le *fibrome* a une plus grande dureté, un plus petit volume et une évolution plus lente ; c'est, en outre, de toutes les tumeurs des nerfs, celle qui est la plus fréquente et souvent multiple.

Le sarcome est plutôt volumineux, souvent bosselé, fluctuant, ayant une évolution plus rapide.

Le *myxome* se présente sous forme de tumeur molle, quelquefois fluctuante, bosselée comme le sarcome ; l'évolution de ces deux néoplasmes n'est pas sensiblement différente. Aussi, devra-t-on souvent, la tumeur enlevée, s'en rapporter à l'examen histologique pour différencier ces deux tumeurs.

3° Après avoir diagnostiqué un sarcome d'un nerf, il faut connaître les rapports qu'il affecte avec le cordon nerveux.

N'a-t-il avec le nerf que des rapports de contact, lui est-il périphérique, ou s'est-il développé au centre en dissociant ses fibres ?

Il est souvent difficile de répondre à ces questions, qui, au point de vue du traitement, sont d'une importance capitale ; car, si la tumeur est centrale et les fibres du nerf rejetés à la périphérie, on pourra songer à l'*énucléation* en touchant au nerf ; si elle est périphérique, plus ou moins pédiculée, on pourra l'enlever sans presque toucher au nerf. Il est cependant possible d'affirmer que la tumeur est périphérique, reliée au nerf par un pédicule plus ou moins étroit, quand on pourra saisir à part la tumeur et la comprimer alors sans que le malade éprouve aucune douleur ; et encore, quand les douleurs spontanées seront rares, peu intenses, ne se montrant guère qu'à la suite d'un travail prolongé ou d'une fatigue du membre.

Duplay remarqua, dans un cas de sarcome du nerf cubital, que, quand on comprimait la tumeur, le doigt annulaire échappait aux irradiations douloureuses. Il en conclut avoir affaire à un néoplasme périphérique et l'opération vérifia le diagnostic. Si, au contraire, la tumeur ne peut être mobilisée facilement, si elle est le siège de douleurs spontanées très violentes, se répétant par crises, si la pression à son niveau est très douloureuse et suivie d'engourdissement généralisé à toute la zone du nerf, si, en même temps, il y a des troubles de la sensibilité, de la motilité, ou des troubles trophiques et vaso-moteurs, on aura beaucoup de chance d'avoir affaire à une tumeur centrale.

Nous remarquerons cependant que, dans l'observation Ire qui nous a été communiquée par M. le professeur Tédenat, ces symptômes étaient rares et consistaient en simples engourdissements et fourmillements du membre.

La pression légère sur la tumeur était indolore ou peu douloureuse, tandis que, le long du nerf, elle provoquait de vives douleurs fulgurantes ; or, dans ce cas, il s'agissait d'une tumeur centrale avec des petits nodules disposés en grains de chapelet dans la portion de nerf située au-dessus de la tumeur.

Au total, c'est déjà beaucoup de diagnostiquer une tumeur située sur le trajet d'un nerf, et dans bien des cas les connexions intimes entre le néoplasme et le tronc nerveux ne seront appréciés qu'au cours de l'opération.

En résumé, nous n'avons aucun signe pathognomonique pour arriver à un diagnostic précis. Le plus souvent, les symptômes forment un ensemble clinique permettant de diagnostiquer une tumeur développée aux dépens d'un nerf ; mais c'est l'examen histologique qui, dans certains cas, pourra seul nous éclairer sur la nature et la variété de cette tumeur.

TRAITEMENT

En présence de sarcome d'un nerf, quelle conduite doit tenir le chirurgien consulté ?

Comme nous avons vu, dans la Symptomatologie, que les sarcomes des nerfs déterminent le plus souvent ou presque toujours, à un moment ultérieur de leur évolution, des troubles sérieux, soit par leur gros volume, soit par les vives douleurs qu'ils procurent, se succédant par crises et privant le malade de tout repos, lui ôtant l'appétit et le menaçant d'une cachexie précoce ; il est d'un grand intérêt pour le malade, que le chirurgien intervienne dès que le diagnostic de sarcome d'un nerf est établi.

Si le chirurgien s'est décidé pour une opération, quel procédé opératoire aura-t-il à sa disposition ?

Plusieurs procédés ont été préconisés et peuvent être utilisés suivant les rapports présumés du néoplasme avec le cordon nerveux ; mais, presque toujours, les efforts doivent tendre à conserver les fonctions du nerf.

Les anciens qui tentèrent l'ablation de la tumeur sectionnèrent presque toujours le nerf au-dessus et au-dessous du néoplasme ; mais malgré la simplicité de ce procédé, le malade restait sous le coup des troubles inhérents aux sections des nerfs (troubles de motilité, de sensibilité et attitudes vicieuses).

Actuellement, les chirurgiens s'accordent pour conseiller d'enlever la tumeur en conservant le nerf.

Suivant la connaissance des détails anatomo-pathologiques, deux cas peuvent se présenter à l'opération : ou bien la tumeur est *centrale*, les faisceaux nerveux ont été dispersés, refoulés à la périphérie, la continuité physiologique n'est pas interrompue ; ou bien elle est *périphérique* et les faisceaux nerveux, soit déjetés en masse sur un côté (dans le sarcome *latéral*), soit enchâssés au centre et embrochant pour ainsi dire la tumeur (dans le sarcome *circulaire)* et ne subissant qu'une très médiocre influence.

Lorsque le néoplasme est *périphérique* et le nerf central, c'est au procédé de *dénudation* qu'on aura recours. On incisera d'abord la capsule formée par le périnèvre et l'on dissèquera minutieusement le nerf de la tumeur.

Quelquefois, la tumeur est *pédiculée*, alors on la sectionne au ras du nerf, en respectant celui-ci.

Quand la tumeur est *centrale* et le nerf périphérique et disposé en petits treillis autour de la tumeur, alors c'est le procédé d'*énucléation* qui est préféré et qui est, du reste, le plus généralement applicable aux tumeurs des nerfs.

On incise la capsule comme pour la dénudation et on s'efforce de dégager la tumeur de tous les filets nerveux qui l'environnent, en les refoulant de chaque côté et les conservant le plus possible.

Si au cours de l'opération on s'aperçoit que l'énucléation est impossible, comme dans le cas de M. le professeur Tédenat (observation première) où il existait une masse sarcomateuse principale facile à énucléer et à côté d'elle des nodules qui s'infiltraient entre les faisceaux nerveux, extirper ces nodules est à peu près impossible sans produire des lésions graves du nerf et encore s'expose-t-on, malgré une dissection délicate et laborieuse, à laisser une partie du néoplasme. Dans ces cas, on sera bien forcé de recourir à la résection du nerf; mais il faudra ensuite rétablir la continuité du nerf réséqué par la *suture des deux bouts.*

Deux procédés peuvent être employés : *la suture indirecte* (Baudens et Hueter), ne comprenant dans l'anse des fils que la gaîne névrilemmatique, et *la suture directe,* qui est le procédé de choix et qui consiste à traverser en totalité les deux bouts nerveux à un demi-centimètre, un centimètre au plus des surfaces de section.

Dans le cas où le tronçon réséqué sera trop étendu pour permettre le rapprochement des deux bouts, on essayera d'y parvenir par l'élongation du nerf ou par l'attitude de flexion ou autres du membre. Dans le cas que nous rapportons, M. le professeur Tédenat se décida à réséquer douze centimètres du nerf médian et il put, sans difficulté, suturer les deux bouts en mettant en position de flexion forcée l'avant-bras.

Si ces moyens sont insuffisants, on tâchera de conserver quelques filaments, soit nerveux, soit simplement névrilemmatiques, suffisants, dans le premier cas, à assurer la conductibilité nerveuse, très utiles dans le second à servir de conducteur pour la régénération nerveuse. Si malheureusement on ne peut rien conserver, il faudra songer à employer un des nombreux procédés modernes de suture nerveuse : la suture à distance (méthode de Gluck) à l'aide de tresses de catgut, de fragments de muscle; la suture par dédoublement du nerf; la suture tubulaire (aux drains d'osséine de Van Lair) très ingénieuse, mais qui n'a pas été encore appliquée chez l'homme. Enfin, la greffe nerveuse ou suture du bout périphérique du nerf coupé avec un nerf immédiatement voisin.

En dernière analyse, nous dirons un mot de l'*amputation* et de la *désarticulation* des membres pour néoplasmes des nerfs. C'est là une ressource ultime à laquelle on est obligé de recourir dans les cas extrêmes, comme les tumeurs sarcomateuses multiples ou de la racine des membres non extirpables, adhérentes aux gros vaisseaux donnant lieu à des douleurs atroces ou enfin les sarcomes récidivés.

Et enfin dans les cas ultra-extrêmes où une intervention ne peut être tentée, on n'a que quelques petits moyens palliatifs qui consisteront à calmer les phénomènes douloureux par l'emploi des analgésiques ordinaires.

OBSERVATIONS

____

Observation Première

(Professeur Tédenat)

Observation recueillie par M. Dufoix. interne de la Clinique chirurgicale.

Myxo-sarcome du nerf médian gauche. — Résection de la tumeur et de douze centimètres de nerfs infectés par le néoplasme. — Réunion immédiate. — Troubles légers sensitivo-moteurs presque entièrement disparus deux mois après l'opération.

Nogar... Moïse, âgé de 67 ans, né au Vigan (Gard). Bonne santé ; pas de syphilis, pas de rhumatisme. Le malade accuse une contusion ancienne sans y attacher beaucoup d'importance, en quoi il paraît avoir raison.

Il y a six mois, une tumeur apparut au tiers moyen du bras gauche. Elle grossit rapidement depuis deux mois, s'accompagnant de quelques fourmillements dans la main, sans aucun trouble moteur. Quand le malade entre à l'hôpital (salle Bouisson, n° 3) le 30 mars 1900, on constate une tumeur occupant la face antéro-interne du bras au tiers moyen. Elle est ovoïde, longue de 8 centimètres, large de 4 à 5 centimètres, lisse, ferme, avec deux larges bosselures. Elle est sensible à une pression un peu forte, qui détermine des fourmillements mal limités vers la main. Mobile dans le sens transversal, surtout quand l'avant-bras est fléchi, elle est *fixe dans le sens longitudinal*. L'artère bat en arrière et en dehors de la tumeur. M. le professeur Tédenat diagnostique une tumeur en connexion avec le nerf médian, sans pouvoir fixer avec exactitude les relations intimes.

3 avril 1900. — *Opération*. — Asepsie, anesthésie au chlorofor-

me, tube en caoutchouc à la partie supérieure du bras pour assurer l'hémostase et permettre une dissection soignée.

Incision longitudinale de onze centimètres sur la partie culmi-
nante de la tumeur. Après incision de l'aponévrose on arrive sur la
tumeur qui a un aspect fasciculé. Les particules lâches sont écar-
tées, ce sont des fibres du médian et la tumeur blanc grisâtre est
énucléée aisément. L'artère est vue battant hors du lit de la tumeur;
elle est réclinée. On voit alors entre les faisceaux du nerf de menus
nodules infiltrés ; la plaie est agrandie en haut et en bas ; le nerf est
sectionné en tissu sain et réséqué sur une étendue de douze centimètres. Hémostase soignée. Avant-bras en *flexion forcée*, et les
deux bouts du nerf médian sont assez facilement coaptés et réunis
par deux points au catgut. — Réunion des parties molles. Pansement antiseptique sec. Une attelle postérieure maintient l'avant-
bras en flexion forcée sur le bras.

Aucune réaction fébrile, pas de douleurs. Le pansement est levé
le 10 avril, sept jours après l'opération. Réunion parfaite ; l'avant-
bras est maintenu en flexion. On explore la sensibilité de la main,
ce qui est malaisé, la peau du malade étant rugueuse et épaisse
comme une carapace, du côté sain comme du côté malade. La sensibilité ne paraît diminuée, non abolie, que sur la face dorsale de
la phalangette des trois doigts du milieu. Mouvements d'extension
et de flexion du poignet conservés ; conservés aussi les mouvements
de flexion et d'extension de toutes les articulations métacarpo-
phalangiennes, presque tous les mouvements phalangino-pha-
langettiens. Mais la main de ce manouvrier est si rude que la différence est insignifiante entre la main gauche et la main droite.

18 avril. — Le malade ressent quelques fourmillements dans la
main, mais ne peut les bien localiser. Sensibilité normale, sauf à la
face dorsale et palmaire des deuxième et troisième phalanges de
l'index et du médius. — Là elle est abolie.

25 avril. — M. le professeur Tédenat constate l'intégrité de tous
les mouvements de la main et des doigts, l'absence de tout trouble
trophique ; la sensibilité paraît égale en tous les points des deux
mains ; mais elle est difficile à apprécier avec cette peau calleuse.
Aucune menace de récidive.

La tumeur énucléée avait la forme et les dimensions d'un œuf de poule. Sa coloration était blanc grisâtre, rosée par place, sa consistance ferme. A sa périphérie étaient quelques fibres nerveuses.

L'examen microscopique a montré la structure d'un sarcome fuso-cellulaire à cellules petites dont le noyau formait la plus grosse partie. Les cellules s'ordonnaient dans le sens des vaisseaux dépourvues de paroi propre. Çà et là à la périphérie section de nerfs réduits à leur cylindre-axe.

Les parties du nerf coupées après coup présentaient des nodules sarcomateux infiltrés entre les tubes nerveux. Ceux-ci avaient leur myéline dissociée en boule et manquant aux points où les tubes étaient le plus fortement refoulés. Çà et là existaient sur la masse principale des cellules ramifiées analogues aux cellules du tissu myxomateux.

Dans son ensemble, la tumeur était peu vasculaire.

Observation II

(Empruntée à la thèse de Brun, 1898)

Sarcome fuso-cellulaire interfasciculaire du nerf médian

Il s'agit d'un homme âgé de 50 ans environ, propriétaire dans la Seine-et-Oise, qui vint consulter M. Tillaux, en 1897, pour une tumeur siégeant à la partie moyenne du bras droit, ayant le volume d'un œuf de poule et dépendant manifestement du nerf médian.

Cette tumeur peu douloureuse, suivant la distribution de ce nerf, fut opérée par M. Tillaux ; elle fut disséquée soigneusement et put être dégagée entièrement du médian, dont les faisceaux étaient éparpillés sur elle.

La continuité du nerf fut ainsi ménagée, et il ne s'ensuivit aucune paralysie consécutive, ni aucun trouble sensitif.

La guérison fut rapide, sans récidive : le malade ayant été revu plusieurs années après.

La tumeur, formée par une poche kystique, entourée de tissu sarcomateux renfermait des caillots. Elle ressemblait à tel point à une tumeur vasculaire que M. Tillaux eût porté le diagnostic de tumeur anévrysmale, s'il n'avait constaté des connexions intimes de la tumeur avec le nerf.

M. Pillet pratiqua l'examen histologique et fit de ce néoplasme un sarcome fuso-cellulaire interfasciculaire.

Observation III

(Empruntée à la thèse de Razemon et due au Dr Phocas)

Sarcome du nerf médian. — Excision. — Suture du nerf. — Guérison avec paralysie partielle

Mme X..., âgée de 31 ans, est venue me demander conseil pour une tumeur de l'aisselle.

Antécédents héréditaires. — Un frère de la malade serait mort d'un cancer.

Antécédents personnels. — Mme X... n'a jamais été sérieusement malade.

Début. — Au commencement du mois de mai, il y a trois ans, elle a ressenti les premières douleurs. Portant sa main vers l'endroit douloureux, elle sentit, à ce niveau, une grosseur mobile, qui est restée localisée, depuis cette époque dans l'aisselle droite, et dont les dimensions n'ont pas changé selon elle.

Depuis six mois, les douleurs sont devenues très vives.

État actuel. — Cette dame paraît bien portante ; elle est forte et bien constituée, mais a beaucoup maigri à cause des douleurs qu'elle éprouvait et de l'insomnie qui en était la conséquence.

Voici ce que l'on constate au niveau de l'aisselle :

Au niveau de l'aisselle droite, sur la ligne axillaire, on voit une grosseur sans aucune modification de la peau. Cette grosseur devient surtout apparente quand on fait soulever l'avant-bras et que l'on met le bras dans l'abduction. La forme de cette tumeur est allongée dans le sens de la direction des nerfs et des vaisseaux ; elle paraît fusiforme. Elle est longue de quatre centimètres environ et large de trois à quatre à son milieu. Sa forme est régulière et ne présente aucune saillie à sa surface. Elle est d'une consistance uniforme, plutôt rénitente, sans fluctuation apparente. Mais, sur ce point, on a de la peine à avoir des renseignements, à cause de la douleur que provoquent la pression et le simple attouchement, et à cause aussi de la grande mobilité de la tumeur.

La mobilité de la tumeur est provoquée par l'examen ; elle a lieu aussi spontanément par suite des mouvements du bras. Une forte abduction du bras chasse la tumeur sous la paroi antérieure de l'aisselle, d'où il faut aller la déloger.

La douleur est spontanée et provoquée. Il suffit d'un simple attouchement pour déterminer une vive sensation de douleur, qui se propage le long du bras et de l'avant-bras jusqu'au niveau de l'index et du médius.

La douleur spontanée est décrite de la manière suivante par la malade : partie de l'aisselle, la douleur descendait le long du membre supérieur et se localisait au niveau de la paume de la main et dans deux doigts. A cet endroit, la douleur devenait lancinante comme si on perforait la paume de la main avec un couteau.

Les douleurs s'irradiaient aussi du côté du cou jusqu'à la nuque à droite. Elles n'avaient pas toujours la même intensité : il existait toujours un certain endolorissement de la région, mais il survenait par moments de véritables accès très douloureux.

La douleur paraissait se calmer par le travail, et c'est pendant les périodes de repos que la malade souffrait le plus. Au moment des accès douloureux, la malade calmait ses douleurs en se serrant fortement le poignet ou bien encore en fléchissant le pouce.

Pendant la nuit, les douleurs n'étaient pas plus violentes, mais, dans ces derniers temps, il fallait recourir assez souvent à la compression de l'avant-bras pour les calmer et retrouver un peu de repos.

Au point de vue fonctionnel, la tumeur ne paraît pas avoir, d'une façon notable, diminué la force de la main. Ajoutons, pour être complet et pour pouvoir discuter le diagnostic, que la tumeur était animée de battements. Ces battements, que nous avons constatés dans un examen fait avec M. le professeur Lemoine, étaient très manifestes, mais on ne voyait pas distinctement de mouvements d'expansion, et, à l'auscultation, on entendait, quand on appliquait le stéthoscope, un bruit de souffle systolique.

Diagnostic. — Avant notre examen, différents diagnostics avaient été posés par différents confrères du Brésil et de Lille. On avait parlé de ganglions lymphatiques, d'abcès, d'anévrysme, de névrome. Nous avons rejeté le diagnostic d'un ganglion lymphatique à cause du siège de la tumeur, qui était située au niveau du cordon vasculo-nerveux et à cause de l'intégrité des autres ganglions. Il est bien rare, en effet, de trouver un seul ganglion tuméfié.

On ne pouvait songer à un abcès à cause de la longue marche qu'aurait dû subir la formation de cet abcès.

Il restait donc l'hypothèse d'un névrome ou d'un anévrysme Contre l'anévrysme, plaident le manque de mouvement d'expansion de la tumeur et l'intégrité du pouls à la radiale. Il aurait fallu supposer que l'anévrysme était presque guéri.

Restait donc l'hypothèse de névrome, que nous avons admise avec M. Lemoine.

Opération, le 18 avril 1895. -- Conformément à cette idée, nous avons pratiqué l'opération suivante :

Chloroformisation facile par gouttes. Antisepsie rigoureuse habituelle. Le long de la ligne axillaire et sur la tumeur, nous menons une incision de 10 centimètres et, après avoir sectionné la peau, le tissu cellulaire et déchiré l'aponévrose, nous nous trouvons en présence d'une tumeur grisâtre, qui présentait encore des battements ; elle paraissait molle.

Pour éviter toute surprise, nous délimitons la tumeur à l'aide de deux pinces hémostatiques, placées à ses deux extrémités, à l'endroit où elle se continue avec ce gros cordon.

Nous incisons alors la tumeur et nous voyons qu'il existe dans son intérieur une petite poche kystique contenant un liquide séreux. Nous nous assurons que la tumeur est continue avec le nerf médian, et comme elle englobe complètement ce nerf, nous nous décidons à l'exciser complètement au ras de nos deux paires de pinces hémostatiques.

Après l'excision, il reste un écartement de 5 centimètres au moins. Nous enlevons la pince du bout central et nous traversons le nerf au moyen de deux aiguilles de *Hageborn*, enfilées avec de la soie fine. Nous opérons de la même façon pour le bout périphérique, après avoir ôté l'autre pince, et en tirant sur nos fils, nous parvenons sans peine à affronter les deux bouts. Un autre point de suture consolide le tout.

Sous le nerf, nous voyons maintenant l'artère qui bat et communiquait ses pulsations à la tumeur.

Nous faisons les sutures de la peau au fil d'argent, et, sans faire de drainage, nous appliquons le pansement antiseptique. Nous profitons du sommeil chloroformique pour enlever rapidement, sur la malade, un lipome qui se trouvait au niveau du dos.

La malade se réveille facilement et nous explorons immédiatement la sensibilité des doigts, qui est plutôt exagérée au niveau de l'index et de l'annulaire.

Le huitième jour après l'opération, j'enlève les points de suture et je constate qu'il y a réunion par première intention.

A cette époque, l'index et le médius commencent à perdre de leur sensibilité et la main ne paraît pas bien fonctionner.

Suites éloignées. -- Le 27 juin, nous avons l'occasion de revoir la malade, qui se trouve, depuis son opération, soulagée de ses douleurs. Elle a pris de l'embonpoint et se déclare très satisfaite.

Au point de vue paralytique, voici ce que nous constatons :

L'avant-bras et le bras sont amaigris, ils présentent une différence de 1 centimètre de circonférence par rapport à l'autre côté.

Les muscles de la région externe de l'avant-bras forment un méplat, ainsi que les muscles de l'éminence thénar. Mais au point de vue fonctionnel, ce membre a conservé une force très suffisante. En effet, la malade peut serrer la main et se livrer à beaucoup de travaux ; elle sait traire les vaches, etc... Seul, l'index reste à peu près immobile et ne peut pas exécuter le mouvement de flexion de la première phalange.

La sensibilité à la douleur est intacte partout, sauf sur la face palmaire de l'index et du médius, ainsi que la moitié interne de la face dorsale du pouce. A la face dorsale, tout est sensible, sauf les deux dernières phalanges du médius.

En somme, l'état est très satisfaisant et ne peut que s'améliorer dans la suite, comme il s'est déjà amélioré depuis l'opération.

Examen anatomique (par M. le professeur Curtis). -- Petite tumeur ovoïde, mesurant 3 centimètres de long, sur 18 millimètres de diamètre transversal. La face externe est recouverte de tissu conjonctif ; sur l'une des faces, existe une excavation à parois irrégulières qui, à l'état frais, répondait à un kyste à contenu muqueux. Ce kyste occupait à peu près toute la longueur de cette face.

A la coupe, la tumeur se montre limitée à sa face externe par une nappe assez dense du tissu conjonctif, formé de fibres lamineuses disposées en stratification, parallèles à la surface de la tumeur. A la partie profonde de cette couche enveloppante, existe une zone de fibres élastiques. Immédiatement au-dessous, apparaît le tissu du néoplasme, qui est constitué essentiellement par de gros corps fibro-plastiques, disposés en faisceaux de volume variable, et orientés dans toutes les directions possibles.

La coupe laisse voir aussi des faisceaux cellulaires coupés tantôt en long, tantôt en travers, et reproduisant l'aspect typique du sarcome fibro-cellulaire.

La structure du néoplasme est très homogène dans toute son épaisseur ; on ne trouve autre chose que le tissu du sarcome fasciculé ; ce tissu, toutefois, est criblé d'orifices vasculaires de calibre variable.

Il existe dans la coupe un grand nombre de larges vaisseaux à paroi mince, faisant corps avec le tissu du néoplasme. Ces vaisseaux existent surtout au niveau du point où le néoplasme devient kystique. On trouve, à côté de cela, des vaisseaux à parois nettes et même à parois hypertrophiées. Ces dernières sont situées à la surface de la tumeur et paraissent être de nature artérielle. Dans les vaisseaux à parois minces et qui sont sûrement des veines, on rencontre, outre du sang, des caillots de fibrine obstruant en partie la lumière vasculaire. En certains points, il s'agit de véritables thromboses veineuses.

Au voisinage de la région kystique, la substance amorphe interstitielle augmente ; les éléments fuso-cellulaires apparaissent moins tassés et le tissu du néoplasme subit ainsi graduellement la transformation en substance muqueuse ; malgré l'analyse la plus attentive, il est impossible de déceler dans la tumeur aucune trace de tube nerveux, ni vers la surface, ni dans les couches profondes.

Au voisinage des vaisseaux larges, c'est-à-dire vers la zone où commence la transformation muqueuse, existent des traces d'hémorragies interstitielles, des dépôts de substance pigmentaire sanguine.

En somme, le diagnostic histologique sera : sarcome fibroplastique assez vasculaire, parfaitement encapsulé, ayant subi en un point une dégénérescence muqueuse et une transformation kystique.

Observation IV

Sarcome du nerf médian. — (Kraussold, *Arch. für klinisch. Chirurgie*, 1877, t. XXI, p. 448-462)

Il s'agit d'un enfant de cinq ans et demi entré le 24 octobre 1876 à la clinique d'Erlangen. Le père de cet enfant rapporte le début de l'affection de ce dernier à un *traumatisme* reçu à la fin de l'année 1875. Vers le début de 1876, le père remarqua une tuméfaction au côté interne de l'avant-bras droit, tuméfaction qui fut, dès le début, douloureuse.

On le traita pendant un certain temps par des applications de teinture d'iode.

Les troubles nerveux étaient peu prononcés ; seul l'index présentait un peu de difficulté dans l'exécution des divers mouvements.

État actuel. — L'avant-bras droit est volumineux et l'on remarque que la tuméfaction en occupe les deux tiers supérieurs, elle part de l'épicondyle et s'étend jusqu'au tiers inférieur de l'avant-bras. Les limites de la tumeur sont difficiles à préciser, la tuméfaction se perdant en haut et en bas dans les tissus.

La peau est mobile sur la tumeur, elle est le siège d'une desquamation épidermique. A la palpation, la tumeur paraît lisse, et on y trouve une fluctuation très nette.

La tumeur est très douloureuse et les irradiations s'étendent jusqu'à l'extrémité des doigts. On n'observe aucun signe du côté du squelette, les os ne présentent aucun épaississement.

Le pouls est normal, la tumeur ne présente ni battement, ni expansion et n'est le siège d'aucun bruit de souffle à l'auscultation. Les mouvements de l'avant-bras s'exécutent normalement et le petit malade peut s'habiller seul.

La force des muscles agissant sur la main est moindre du côté
malade que du côté sain ; le malade serre moins fort à droite qu'à
gauche.

On ne trouve aucun ganglion engorgé dans l'aisselle.

L'état général est bon et la santé parfaite.

Le 27 octobre 1876, le professeur Heineke fait l'opération de cette
tumeur, *croyant à un abcès.* L'incision de la peau et de l'aponévrose laisse voir une tumeur rougeâtre *d'apparence kystique.* On
l'incise et il en sort un sang épais et foncé, ainsi que des masses
gélatiniformes. On pense alors avoir affaire à un *anévrysme,* des
ligatures multiples sont placées, puis on extirpe la tumeur qui se
continuait en haut et en bas avec le *nerf médian.*

Le soir de l'opération, la sensibilité est partout normale, la température est la même à droite et à gauche ; seule une légère parésie
des fléchisseurs de la dernière phalange du pouce et de l'index
persista dans les jours qui suivirent l'opération.

Examen de la tumeur. — Macroscopiquement, tumeur encapsu-
lée, lisse, se continuant en haut et en bas avec un cordon nerveux.
Cette tumeur contenait du sang noir et des magmas gélatineux
inclus dans différentes poches kystiques.

Examen microscopique. — Cet examen fut fait par le docteur
Bortrœm et prouva qu'il s'agissait bien de tissu nerveux et d'un sarcome du nerf médian. Ce sarcome était formé de petites cellules (*sarcome globo-cellulaire*), dans certaines parties, de cellules fusiformes (fuso-cellulaires) en d'autres points. La capsule d'enveloppe
sur laquelle couraient des filets nerveux était épaisse d'un mil-
limètre.

Observation V

(Professeur Tédenat. — Observation recueillie par M. Bourguet, interne
à la clinique chirurgicale)

Sarcome du cubital gauche dans la gouttière de l'épitrochlée. — Kyste sanguin. — Résection de 5 centimètres du nerf.— Réunion immédiate.— Paralysie motrice pendant deux mois. — Guérison persistant quatre ans après
l'opération.

Jacques R..., 43 ans, de Meyrueis (Lozère), solidement constitué,
sans antécédents pathologiques. Depuis cinq ou six mois, le malade

éprouve quelques vagues douleurs derrière l'épitrochlée. Quand il
palpe la région ou qu'il fait quelque mouvement forcé de l'avant-
bras, une douleur vive se produit dans le petit doigt. Depuis une
quinzaine de jours, il a cru constater un peu de gonflement derrière
la saillie épitrochléenne.

Il existe, en effet, dans la gouttière olécrâno-épitrochléenne, une
tumeur du volume d'une amande, allongée dans l'axe du membre,
fluctuant vaguement, lisse, indolore à une pression légère, sensible
à une pression un peu forte, qui détermine une fulguration très
pénible vers le pisiforme et le petit doigt, sans que le malade puisse
localiser plus exactement le point maximum des douleurs

M. le professeur Tédenat diagnostique un kyste synovial rétro-
épitrochléen. Le 3 mai 1889, il pratique l'opération suivante : incision dans l'axe de la tumeur. Elle apparaît lisse, comme un sac
kystique distendu par du sang; le nerf cubital entre par son pôle
supérieur et ressort par son pôle inférieur.

La tumeur est incisée sur une longueur de 2 centimètres. Il
s'écoule un liquide visqueux, hématique. Alors, la paroi paraît striée
en long et parcourue par des fascicules qui se prolongent en haut
et en bas dans le nerf cubital. En soulevant le nerf, la tumeur suit.
La poche est vraiment creusée dans le centre du nerf; à ses extrémités, on sent des nodules du volume d'un grain de blé, qui sont
disposés en grains de chapelet. Trois nodules dans le bout supérieur
ou dans le bout inférieur. Résection de 5 centimètres du nerf en
tissu sain. Suture des deux bouts au catgut. Réunion complète de
la plaie des parties molles ; le bras est mis en extension complète
par une attelle.

Insensibilité complète de l'éminence thénar dans la moitié inférieure, et de tout le petit doigt pendant cinq jours. Retour rapide de
la sensibilité, qui était complète le dixième jour, quand on changea
le pansement. Réunion parfaite de la plaie. Le membre reste fixé
jusqu'au 25 mai sur une attelle postérieure en extension complète.
Pas de troubles trophiques, mais paralysie complète des muscles
innervés par le cubital. L'auriculaire et l'annulaire ont la première
phalange en extension forcée; la deuxième et la troisième phalange
sont fortement fléchies. Le médius et l'index sont à peu près droits;
les mouvements de latéralité sont abolis.

4

Le malade voulut quitter l'hôpital le 3 juin. Il vint voir M. le professeur Tédenat le 10 octobre. Les mouvements des doigts étaient revenus en grande partie; la sensibilité restait parfaite.

L'examen microscopique montra un tissu fibro-sarcomateux formé d'éléments fuso-cellulaires.

Observation VI

(Empruntée à la thèse de Brun, 1898.)

Sarcome télangiectasique du nerf cubital

Jacques V..., 68 ans, cocher, ne présentant rien de particulier dans ses antécédents, a toujours eu une santé excellente et est actuellement très vigoureux encore.

Il y a cinq ans, à l'âge de 63 ans, le sujet s'aperçut qu'il avait une grosseur à la face interne du bras gauche, à sa partie supérieure. C'est par hasard qu'il la découvrit; elle était de la grosseur d'une noisette environ et ne donnait lieu à aucune douleur. Elle grossit peu à peu sans causer aucune gêne ; cependant, depuis quelques mois, le développement en parut plus rapide, et c'est ce qui amena ce malade à l'hôpital.

A l'examen, on trouve, en effet, au tiers supérieur du bras gauche, à sa face interne, sur le bord interne du coraco-brachial, une tumeur ayant la forme et le volume d'un œuf de dinde, à grande axe, dirigé suivant le trajet du nerf cubital et l'axe du bras. A la surface de la tumeur, la peau est de coloration normale ; à sa surface, on ne trouve pas de dilatation vasculaire; son épaisseur et sa mobilité sur les plans profonds sont normales.

A la palpation, on trouve la tumeur lisse, régulière, de consistance identique ; elle est fluctuante, elle ne présente ni battements, ni expansion, ni souffle.

Le bras étant au repos et fléchi, si l'on prend la tumeur à pleines mains, on lui imprime une grande mobilité, un peu moindre cependant dans le sens vertical ; mais il est très facile de la déplacer de bas en haut et de haut en bas. Si l'on fait contracter les muscles fléchisseurs du bras, la mobilité de la tumeur reste la même ; peut-être diminue-t-elle un peu quand le bras est porté en adduction et flexion (coraco-brachial).

Par contre, si le bras est étendu, la tumeur est immobilisée complètement, comme si elle était en connexion intime avec le triceps (vaste interne).

Il n'existe pas de ganglions dans l'aisselle. La tumeur n'est pas douloureuse, ni spontanément, ni à la pression ; pourtant, après de nombreux examens, le sujet se plaint de fourmillements dans les deux derniers doigts et d'endolorissement au niveau de la tumeur.

En outre, le malade a remarqué, et cela depuis quelques mois seulement, qu'il avait par instants un peu d'engourdissement de la main, en particulier du petit doigt, et des sensations de fourmille-ments à la partie interne du bras et de l'avant-bras.

Tous les mouvements du membre supérieur s'exécutent sans gêne aucune. La sensibilité, dans ses divers modes, est normale. L'état général est bon.

En présence d'une tumeur lisse, régulière, fluctuante, ayant évolué aussi lentement et paraissant en connexion avec un muscle, on pense à un kyste hydatique du triceps. Toutefois, malgré l'absence du signe ordinaire des tumeurs des nerfs, l'immobilité de la tumeur de bas en haut et de haut en bas, on n'ose éliminer le névrome du cubital, le lipome ne donnerait pas la même consistance et la longue durée de l'évolution fait écarter l'idée d'un sarcome.

L'absence des signes propres aux abcès froids et aux anévrysmes éloigne la pensée de ces affections.

L'intervention eut lieu le 14 mars et fut pratiquée par M. le professeur Tillaux, qui fit une incision verticale sur la tumeur et découvrit aussitôt le nerf cubital éparpillé à sa surface. Après quelques difficultés, il parvint à l'énucléer en écartant les filets nerveux sans en couper. La tumeur et la capsule sont enlevées et l'on fait la réunion des deux lèvres de la plaie par première intention.

On trouve dans la coupe de la tumeur un peu de sang liquide et quelques caillots.

Aussitôt le malade réveillé, M. Tillaux constate qu'il y a abolition complète de la sensibilité au niveau du petit doigt et de la moitié interne de l'annulaire.

Le 15 mars, mêmes troubles de la sensibilité, la température est normale. Les 16 et 17, l'abolition de la sensibilité persiste.

Le 18, le malade accuse la sensation de contact; dans les jours qui suivent, la sensibilité reparaît peu à peu, et le 29 mars, le malade sort de l'hôpital guéri.

Examen histologique, par M. le docteur Pillet, chef du laboratoire de la clinique chirurgicale de la Charité. — La tumeur conservée dans le formol se présente sous la forme d'une masse ovoïde allongée, mesurant 1 centimètres de long sur 6 centimètres et demi de large. La surface est assez rugueuse. Fendue, elle montre une cavité remplie d'un liquide hématique, à parois tomenteuses, d'un rouge brun, d'une épaisseur variant d'un demi à 3 centimètres suivant les limites.

Les coupes colorées au carmin d'alun et déshydratées à l'essence de girofle picriquée ont laissé voir les détails suivants :

De dehors en dedans, on rencontre d'abord une nappe de tissu phéno-feutré à la partie externe de laquelle se trouvent quelques faisceaux de fibres musculaires striées, atrophiées, et à peine reconnaissables. Dans cette coque épaisse, formée de tissu conjonctif dont les faisceaux sont plus ou moins feutrés, se voient un grand nombre de faisceaux nerveux enveloppés dans une gaine lamellaire à peine distincte et confondue le plus souvent avec le tissu voisin.

Les tubes nerveux à myéline sont de beaucoup les moins abondants de ces faisceaux, ce qui donnerait à penser qu'un grand nombre d'entre eux ont perdu leur gaîne de myéline comme le fait a lieu, d'une façon temporaire, il est vrai, dans la section expérimentale des nerfs.

Plus profondément, on rencontre des amas étendus policycliques de fibrine contenant des globules rouges plus ou moins reconnaissables, et une quantité considérable de pigment sanguin. Ces amas sont séparés par des cloisons plus ou moins épaisses, se rattachant à la partie profonde du plan fibreux dans lequel se trouvent refoulés les paquets nerveux.

Cette région profonde et ces cloisons présentent une structure tout à fait différente de celle des autres parties. Les faisceaux conjonctifs y sont grêles et rares, les cellules fixes abondantes, extrêmement volumineuses et groupées par rangées de sept ou huit autour de rameaux sanguins à parois simplement endothéliales. Ces vaisseaux sont très larges et béants, irréguliers, et leurs parois présentent des bourgeons saillants dans la cavité. La richesse en cellules de ces cloisons contraste avec la pauvreté en leucocytes et en cellules migratives des caillots avoisinants, qui paraissent s'être liquéfiés pour constituer la cavité centrale sous l'action des éléments cellulaires.

Résumé. — Il s'agit d'un hématome kystique avec coque fibreuse et nerf rejeté à la périphérie de la tumeur. Est-ce un hématpome simple, ou les hémorragies sont-elles dues à la formation cellulovasculaire que l'on rencontre autour des caillots, et qui ont tout à fait l'aspect du sarcome télangiectasique? Il s'agirait alors d'un sarcome avec hémorragie.

Quoique le tissu sarcomateux soit relativement peu abondant, et paraisse masqué dans la masse des hémorragies, nous pensons que c'est à cette dernière hypothèse qu'il faut nous arrêter, à cause de l'identité des points les plus malades avec les sarcomes hémorragiques ordinaires.

Observation VII

(Résumée. — Duplay, *Progrès médical,* 19 mai 1877)
Sarcome du nerf cubital

M. X..., cordonnier, est entré dans la salle Saint-Augustin pour une petite tumeur siégeant à la partie postérieure du coude. Ce malade, il y a trois ans, en se heurtant légèrement le coude contre le dossier de sa chaise, ressentit, dans la gouttière du cubital, une douleur assez vive, qui lui fit porter instinctivement la main au niveau des points douloureux et constater la présence d'une petite tumeur arrondie, un peu mobile, du volume d'une lentille. La découverte de cette petite tumeur fut donc toute fortuite ; mais, à partir de cette époque, l'attention du malade étant attirée de ce côté, il remarqua que toute pression volontaire ou accidentelle, même légère, était l'occasion d'une douleur assez intense, qui, limitée dans les premiers temps, à la région occupée par la tumeur,

s'accompagna plus tard de quelques phénomènes d'engourdissement du côté du petit doigt.

Il y a un an, la tumeur ayant un peu augmenté de volume et les
phénomènes douloureux étant devenus plus intenses, le malade vint
demander une consultation à l'hôpital. On lui proposa d'enlever
cette tumeur, mais il refusa l'opération, qu'il réclame aujourd'hui,
en raison de l'accroissement continu de ses douleurs.

En examinant le malade, on trouve, à la région postérieure du
coude droit, dans la gouttière du cubital, mais plus rapprochée de
l'épitrochlée que de l'olécrâne, une petite tumeur du volume d'un
très gros pois, arrondie, un peu inégale et irrégulière à sa surface.
Elle est assez mobile dans le *sens transversal*, tandis que les mouvements qu'on cherche à lui imprimer dans le *sens longitudinal ne
parviennent qu'à la déplacer fort peu.*

La peau qui la recouvre est intacte et ne présente aucune altéra-
tion quelconque dans sa mobilité, sa consistance et sa couleur.

La petite tumeur paraît dure, douée d'une certaine élasticité et
donne une sensation analogue à celle qu'on obtient en palpant une
tumeur fibreuse. Mais, ce qui constitue son caractère le plus important, c'est la sensibilité particulière dont elle est douée ; dès qu'on
la touche, même légèrement, le malade éprouve une douleur
intense localisée à son niveau ; si on augmente la pression, la douleur locale augmente, mais s'accompagne, en outre, d'engourdissement douloureux dans la direction connue du nerf cubital et s'éten-
dant jusqu'au petit doigt.

Le malade, de son propre mouvement, décrit fort bien le siège et
les différentes formes de cette douleur, qu'il compare exactement à
ces sensations particulières qu'on éprouve lorsque le cubital se
trouve froissé par un choc accidentel sur le coude. Cependant, il
est bon de noter que les irradiations douloureuses n'attaquent
jamais le côté interne de l'annulaire et restent toujours bornées au
petit doigt.

Outre ces douleurs nées sous l'influence d'une pression accidentelle, le malade, depuis environ un an, ressent parfois des douleurs
spontanées au niveau du coude. Elles se montrent généralement
à la suite d'un travail prolongé ou d'une extension un peu forcée de
l'avant-bras sur le bras, mais, et nous insistons sur ce fait, elles

restent locales et n'irradient jamais le long du trajet du nerf cubital.

Du côté de l'avant-bras et de la main, on ne trouvait aucun trouble de la sensibilité cutanée, phénomènes si fréquents dans les lésions des nerfs ; aucune trace d'hyperesthésie ni d'anesthésie ne fut constatée.

La contractilité musculaire est également intacte ; tous les muscles innervés par le nerf cubital : la moitié interne du fléchisseur profond des doigts, le cubital antérieur, les muscles de l'éminence hypothénar, les muscles interosseux et l'adducteur du pouce, paraissent se contracter normalement ; du reste, le malade n'accuse aucune diminution de sa force musculaire dans ce bras.

Enfin, disons, pour terminer, que nous n'avons pu constater aucune tumeur analogue dans d'autres parties du corps et que la santé générale du malade est excellente.

En raison de la longue durée de l'évolution, en raison de l'absence de douleurs dans l'annulaire, alors qu'elles sont assez intenses dans le petit doigt, en raison de l'absence de troubles trophiques, de troubles dans la sensibilité cutanée, et de la persistance de la contractilité musculaire, on fit le diagnostic de tumeur périphérique en quelque sorte simplement accolée au nerf et de nature fibreuse.

Le malade fut endormi, et on appliqua la bande d'Esmarch, de manière à ne pas être gêné par le sang. Après l'incision des téguments, M. Duplay découvrit une petite tumeur, grosse comme un gros pois, située au côté antéro-externe du nerf cubital qui était refoulé en arrière et en dedans ; elle n'adhérait au cordon nerveux, à sa partie antérieure, que par un petit pont fibreux. Cette petite tumeur était blanchâtre, assez vasculaire à sa surface ; à la coupe, elle représentait l'aspect d'un fibrome un peu ramolli ou même d'un sarcome ; elle fut séparée du nerf en conservant intact le cordon nerveux.

L'examen histologique fut fait au Collège de France et apprit que le néoplasme était constitué par du tissu sarcomateux, sans mélange d'éléments nerveux. La plaie du coude se cicatrisa rapidement et le malade ne ressentit dans la suite aucune douleur du côté du coude et du petit doigt.

Observation VIII

(Empruntée à la thèse de Brun, 1898.)

Sarcome encéphalique du nerf radial

Mme C.. , âgée de 22 ans, n'ayant aucun antécédent héréditaire ni pathologique, vint consulter M. Tillaux pour une tumeur de l'avant-bras droit.

Cette tumeur, du volume d'un œuf de pigeon environ, mesurant 7 centimètres de long et 4 à 5 centimètres dans sa plus grande largeur, occupait le tiers supérieur et externe de l'avant-bras droit. Cette tumeur était manifestement en rapport avec le *tronc nerveux radial ;* elle était mobile transversalement, mais on ne pouvait lui imprimer aucun mouvement dans le sens vertical.

Elle déterminait *des douleurs* d'une violence extrême sur le trajet du nerf radial : douleurs spontanées et douleurs à la pression.

La jeune femme était enceinte de cinq mois et cette grossesse fit hésiter longtemps pour pratiquer une intervention : mais les douleurs devinrent tellement intenses qu'elles ne laissèrent aucun repos à la malade, qui réclama un soulagement immédiat. L'opération fut décidée par M. Tillaux.

La malade fut endormie au chloroforme le 15 juillet 1895 : une incision verticale sur la tumeur la mit facilement à nu et permit de constater qu'il s'agissait bien d'une tumeur située dans l'épaisseur du nerf radial. On réclina les filets nerveux en disséquant attentivement la capsule ; la tumeur fût énucléée sans que la continuité du cordon nerveux fût interrompue, de façon à n'avoir dans la suite aucun trouble dans le territoire du nerf opéré : ce qui fut constaté immédiatement après le réveil de la malade.

M. Pillet fit l'*examen histologique* de la pièce et trouva que l'on avait affaire à un *sarcome encéphalique* du nerf radial. La guérison suivit son cours régulier, aucun incident ne vint troubler les suites de l'opération, et la malade accouchait à terme dans les conditions normales. La santé générale s'était complètement rétablie et la malade se croyait débarrassée définitivemement, lorsque de petits noyaux indurés et douloureux reparurent dans la cicatrice six mois environ après l'opération.

Ces noyaux augmentèrent rapidement de volume ; ils s'étendirent dans la profondeur du coude, le long du bras, et bientôt les douleurs devenant de plus en plus fortes, la malade se trouva dans le même état que lors de la première opération.

Une intervention locale ne suffisait plus ; M. Tillaux proposa la désarticulation de l'épaule droite.

Cette nouvelle opération fut pratiquée le 25 février 1896. La guérison fut rapide ; de nouveau, la malade vit son état général s'améliorer de jour en jour et, deux ou trois mois après, on songeait à adapter au moignon un bras artificiel, lorsque de nouveaux noyaux d'induration apparurent à l'extrémité des nerfs du plexus brachial, dans le moignon. Les douleurs faisaient de nouveau leur apparition. Elles devinrent extrêmement intenses et, à partir de ce moment, ce ne fut plus qu'un véritable martyre pour la jeune femme. Il semble que le sarcome se soit propagé de proche en proche et ait ainsi gagné le plexus brachial et la moelle. La malade ne tarda pas à succomber dans des souffrances intolérables.

Dans cette observation, le diagnostic de sarcome fut facilement porté, puisque le signe habituel des tumeurs des nerfs était évident ; nous insisterons sur la rapidité de la récidive, les interventions successives auxquelles elle donna lieu, malgré la précocité de la première opération.

Observation IX

(Empruntée à la Thèse d'Olivier. 1884)

Sarcome encéphaloïde du nerf sciatique poplité interne.

Amon (Ernest), hôpital de la Pitié, âgé de 24 ans, salle Michon, lit n° 48.

Il n'a jamais eu d'antécédents strumeux, pas de syphilis. Son père et sa mère sont bien portants. Il a eu, dit-il, une fluxion de poitrine, il y a trois ans. Il est grand et fort, n'a jamais eu que quelques douleurs articulaires, qu'il appelle « fraîcheurs ».

Il a commencé à s'apercevoir de son affection le 7 décembre 1879; il ressent une douleur au creux poplité, quand il marche seulement. Il va consulter son médecin, qui pense à un rhumatisme et fait appliquer un vésicatoire. Cette médication n'amène aucun soulagement et, quinze mois après, il constate, au niveau du jarret, une tumeur du volume d'une noix.

A cette époque, les douleurs se manifestaient sous forme d'élancements dans tout le membre et s'accentuaient, le soir, après la marche. Il continuait cependant son travail, qu'il était obligé d'interrompre tous les quinze jours ou tous les mois, parce que les souffrances que lui causait le pénible métier qu'il exerçait étaient trop fortes.

A cette époque, il se fractura la jambe; la tumeur tripla de volume depuis cet accident. Le malade est très affirmatif au point de vue de l'évolution très rapide depuis cet accident. C'est surtout pendant la marche que la tumeur était douloureuse.

Aujourd'hui, nous constatons une tumeur du volume d'une grosse orange, bien encadrée dans le creux poplité, qu'elle soulève légèrement. La peau, à son niveau, n'a pas changé de couleur. La palpation nous renseigne sur la forme de la tumeur, qui est ovoïde, à grand axe vertical.

Sa consistance est dure, sa surface lisse; on n'y trouve ni granulation ni bosselure.

La jambe est légèrement fléchie sur la cuisse, mais peut être étendue; à ce moment, le malade accuse quelque douleur

Cette tumeur est mobile dans le sens transversal et un peu dans le sens longitudinal; elle ne présente aucune adhérence aux parties profondes; quand on fait étendre la jambe, la tumeur devient fixe. Les troubles fonctionnels sont très peu accentués; après une longue marche, le malade souffre un peu au niveau du mollet; après quelques heures de repos, la douleur disparaît complètement.

La tumeur elle-même est indolente, et il n'y a pas, non plus, de signe de compression. La sensibilité et la motilité n'ont subi aucun trouble, et il n'y a pas, non plus, des troubles trophiques.

L'état général est excellent.

L'extirpation est pratiquée, le 27 juillet, par M. Verneuil, qui avait, d'ailleurs, pensé à un fibrome du creux poplité.

Après la section de la peau et de l'aponévrose, on trouve une tumeur qui se continue en haut avec le tronc du nerf sciatique ; en bas, ses deux branches se continuent également avec la tumeur, qui se prolonge en queue de ce côté. M. Verneuil essaie d'abord de disséquer la tumeur en ménageant les nerfs, mais il est obligé de pratiquer la résection du tout.

La plaie est lavée à l'eau phéniquée et pansée avec soin.

Le lendemain, la température s'élève à 39° ; le surlendemain, elle monte à 39°4, sans que l'on puisse s'expliquer en aucune façon cette élévation thermique. La plaie n'est pas douloureuse, mais, au-dessus du genou, il existe une légère douleur. M. Verneuil pense à un peu d'arthrite. Les jours suivants la température tombe et oscille entre 37 et 38°.

Au dix-huitième jour, on enlève le pansement, la plaie est rose, granuleuse et complètement fermée. On applique un nouveau pansement ouaté, que l'on laisse encore une dizaine de jours, après quoi on panse la plaie au diachylon.

A la suite de l'opération, la sensibilité et la motilité disparaissent dans toute la sphère du sciatique. La sensibilité ne persiste que dans la région innervée par le nerf saphène interne.

Examen de la pièce. — M. Babinski, interne des hôpitaux, a bien voulu examiner la pièce.

La tumeur, ainsi que les deux troncs nerveux qui partaient de ses deux extrémités, ont été fixés par le liquide de Muller. Un examen à l'œil nu a permis de voir que les filets nerveux entouraient le néoplasme et que celui-ci occupait la partie centrale du nerf. Les deux portions du nerf, celle qui arrivait à l'extrémité supérieure du nerf, et celle qui partait de son extrémité inférieure, ont été examinées sur des coupes transversales et sur des dissociations.

Coloration au picro-carmin.

Les tubes nerveux ont été trouvés partout absolument normaux ; aucun d'eux n'était en voie de dégénération. Le durcissement de la tumeur a été ensuite complété par la gomme et l'alcool. Les coupes ont été colorées par le picro-carmin et montées dans la glycérine.

L'examen histologique confirme l'examen macroscopique au point de vue du siège des fibres nerveuses ; toutes les fibres sont situées à la périphérie de la masse, on n'en trouve pas au centre. Le néoplasme est essentiellement constitué par des cellules rondes, régulières de 10 μ à 20 μ de diamètre, à un ou plusieurs noyaux, se touchant les unes les autres ; ces cellules sont logées dans un stroma conjonctif qui dérive vraisemblablement du tissu conjonctif interfasciculaire du nerf, à mailles très larges, et sans aucune analogie avec un stroma carcinomateux. Les vaisseaux sanguins qui parcourent le néoplasme sont volumineux, remplis de sang, et les parois de la plupart d'entre eux sont constituées par des cellules embryonnaires.

C'est un sarcome encéphaloïde développé au centre du nerf et n'ayant pas altéré les tubes nerveux.

Observations X et XI

Sur deux cas de sarcome du nerf sciatique et de ses branches.

(Bardeleben. — Verhandl, der deut. Gesselsch. f. Chir., Berlin, 1883.

Résumées d'après la *Revue de Hayem*, 1884, t. I, p. 286).

Première Observation

Il s'agit d'un jeune homme, porteur d'une grosse tumeur située à la partie postérieure de la cuisse. En raison de la mobilité relative de la tumeur, on ne lui supposa pas une origine osseuse ; il fut d'ailleurs impossible de déterminer son point de départ ; on ne put même, avant l'opération, savoir à quoi s'en tenir sur ses relations avec les parties molles, de telle sorte qu'on dut avertir le patient sur la possibilité d'une amputation. Il n'y avait aucun trouble de l'innervation de la jambe ni du pied. En vue de l'extirpation, on pratiqua une incision occupant toute la partie postérieure de la cuisse jusqu'à la limite inférieure du creux poplité ; on vit alors qu'il s'agissait d'une tumeur sarcomateuse élastique, indistinctement fluctuante, adhérente dans toute son étendue au nerf sciatique et au nerf tibial postérieur. Il fallut même, pour l'énucléer, en séparer ce dernier nerf sous forme d'un mince ruban. Il semblait impossible que cette décortication d'un nerf étalé comme un éventail ou une feuille pût se faire sans des lésions multiples de ses faisceaux, et on s'attendait à des troubles considérables de l'innervation. Après la ligature minutieuse de tous les vaisseaux et le lavage de cette immense plaie avec une solution de sublimé à 1/1000, on pansa avec les compresses antiseptiques de Bruns. La guérison fut troublée par l'invasion d'une scarlatine suivie de diphtérie ; cependant, l'évolution de la plaie demeura complètement aseptique ; l'opéré, après être longtemps resté à l'hôpital, reprit ses occupations.

Il faut spécialement mentionner que la portion la plus dure de la tumeur était précisément engagée à la façon d'un coin dans un écartement des fibres du nerf tibial, ce qui avait nécessité une dénudation complète de ce nerf. Il ne persiste cependant d'autre trouble de l'innervation qu'une exagération anormale du pouvoir réflexe ; le contact de la plante du pied provoque en particulier de vifs mouvements.

Deuxième Observation

(Due au même auteur)

Le second cas offre, au point de vue de la physiologie nerveuse, un intérêt d'autant plus grand qu'avant l'opération, le patient avait déjà une paralysie des muscles animés par le nerf poplité externe, tandis que les parties du dos du pied, desservies par les branches cutanées du même nerf, conservaient leur sensibilité normale.

Or, cet état, malgré l'excision d'un segment du nerf poplité externe, réséqué avec la tumeur, ne s'est nullement modifié. La tumeur avait à peu près le même siège et les mêmes dimensions que la précédente. Quand elle fut mise à nu, on vit qu'elle avait considérablement déplacé et aplati les nerfs sciatique et poplité interne, tandis que le nerf poplité externe, complètement entouré par la masse sarcomateuse, la traversait. On ne pouvait presque pas, même après avoir fendu la tumeur, reconnaître le nerf dans son épaisseur. Il fallut en conséquence réséquer avec la tumeur un grand fragment du nerf poplité externe et dénuder le poplité interne et le sciatique. La guérison marcha très vite ; la sensibilité des parties innervées par le poplité externe demeura intacte (à chaque piqûre d'épingle dans le territoire de ce nerf, le patient réagit et localise exactement le point piqué, quoiqu'il ait les yeux fermés).

L'auteur pense que la conductibilité nerveuse s'est rétablie par quelque filet anastomotique du poplité externe, ou, ce qui semble impossible à cause de la grande étendue de la perte de substance, par la réunion et la régénération du nerf.

Observation XII

(Docteur Marchand. — Société de Chirurgie, séance du 30 juillet 1879).
Sarcome kystique du nerf sciatique.

Le malade qui fait le sujet de cette observation est âgé de 38 ans. Il est vigoureux, d'une bonne santé générale ; personne, dans ses ascendants, n'a eu à souffrir, à sa connaissance, d'une affection offrant quelque analogie avec celle dont il est atteint.

Il y a cinq ans qu'il s'aperçut, par hasard, de l'existence d'une grosseur peu volumineuse, allongée, siégeant dans la profondeur de la cuisse gauche et vers sa partie postérieure Cette grosseur ne s'accompagnait alors d'aucun phénomène douloureux spontané. Quelques souffrances assez vives, quand une violence accidentelle même légère venait l'atteindre, attirèrent seules l'attention du malade, qui ne se préoccupa pas autrement de cette découverte.

Nonobstant cette indolence, la grosseur fit des progrès très lents, continus, mais, pendant longtemps, ne causa pas d'autre gêne au malade.

Il y a deux ans environ, ce dernier conçut quelques inquiétudes au sujet du volume, qui avait notablement augmenté, et il consulta pour la première fois.

Divers moyens résolutifs furent conseillés : pommade iodurée, emplâtre de Vigo, etc..., mais restèrent sans résultats. Peu à peu, cependant, il est vrai, le mal s'aggravait. Le membre avait conservé ses fonctions, tout au plus se fatiguait-il plus vite que son congénère du côté opposé. Mais sa forme, son aspect général, l'état des articulations, des muscles, tout semblait être tout à fait normal.

Le malade était donc relativement tranquille sur son avenir, lorsque six semaines environ avant l'époque à laquelle il fut soumis à notre observation, sous l'influence d'un mouvement forcé, il perçut une sorte de craquement suivi d'une douleur vive.

A partir de ce moment, la tumeur prit un accroissement subit qui augmenta son volume d'un bon tiers et devint d'une sensibilité excessive à toute pression, à tout contact.

La marche devint presque impossible, tant étaient pénibles les contractions qu'elle nécessite.

De plus, des douleurs spontanées se montrèrent presque en même temps. Elles avaient leur point de départ dans la tumeur et s'irradiaient vers la jambe et le pied.

Elles revenaient par accès, étaient particulièrement vives la nuit, et consistaient en élancements rapides se renouvelant à courts intervalles et cheminant suivant le trajet bien connu des divisions du nerf sciatique.

Le malade, vaincu par la souffrance, dans l'impossibilité presque absolue de faire usage de ce membre, se décida à subir ce qui serait proposé, ne fût-ce que pour obtenir du soulagement. Il me fut adressé par mon excellent confrère et ami le docteur Decrose, chirurgien de l'hospice de Charenton, avec lequel, l'année précédente, nous avions déjà vu un cas offrant avec celui-ci une grande analogie.

Je constatai l'existence d'une tumeur volumineuse, siégeant à la partie postérieure de la cuisse dont elle atteignait en haut la partie moyenne ; en bas, elle arrivait jusqu'à l'extrémité supérieure du creux poplité.

Elle ne faisait pas une saillie considérable, bridée qu'elle était par l'aponévrose fémorale qui la refoulait entre les muscles de la région; elle proéminait surtout vers la région postéro-interne du membre, vers le point où les vaisseaux traversent le grand adducteur pour se porter vers le creux du jarret. Son grand axe, vertical et légèrement oblique en dedans, mesurait 16 centimètres ; le transversal 11 centimètres environ. La peau était partout mince et normale.

Profondément encastrée dans les muscles postérieurs, l'exploration directe de la tumeur offrait quelques difficultés. Elle n'était possible qu'à la condition que la jambe fût fléchie ; dans l'extension les tissus tendus autour opposaient un sérieux obstacle.

La partie accessible était d'ailleurs lisse, régulière, sans bosselures. En déprimant les muscles, on parvenait à circonscrire latéralement le néoplasme, tandis qu'on ne pouvait juger aussi aisément de ses connexions profondes. Les déplacements latéraux qu'on pouvait imprimer ne laissèrent point élucider s'il existait des adhérences des muscles avec la tumeur, car ces derniers suivaient ces mouvements. De haut en bas, au contraire, et j'insiste sur ce caractère, qui a une grande valeur diagnostique dans des cas semblables, la tumeur était mobile jusqu'à un certain point. La consistance était partout ferme et élastique. A la partie la plus saillante, on percevait comme une fluctuation profonde et obscure. Les manœuvres nécessaires pour constater ces divers caractères, bien que pratiquées avec de grands ménagements, étaient extrêmement pénibles.

Les pressions étaient partout uniformément douloureuses, et il était difficile de décider si quelques points étaient plus sensibles que les autres. Nonobstant les phénomènes locaux et irradiés, la peau de la jambe et du pied avait conservé partout sa sensibilité normale, on n'y constatait aucun point hyperesthésique ou anesthésique. Les muscles obéissaient parfaitement aux incitations volontaires, et les vaisseaux n'avaient subi aucune compression fâcheuse.

Le réseau veineux superficiel était normal à la jambe et au pied, qui ne présentaient aucun œdème. Le volume de la jambe ne semblait pas augmenté, bien que la saillie du mollet fût peut-être un peu moins marquée que du côté opposé. La mensuration ne donnait qu'une différence insignifiante d'un demi-centimètre.

L'analyse des phénomènes que nous venons d'exposer permettait un diagnostic assez précis.

La tumeur avait toujours été douloureuse lorsqu'elle subissait une atteinte extérieure. Mais les accidents névralgiques survenus brusquement depuis quelques semaines ne pouvaient laisser aucun doute sur ses connexions, ou mieux sur son lieu d'origine.

Nous avions affaire à un névrome du nerf sciatique développé suivant toute vraisemblance, aux dépens de la gaine névrilemmatique. Nous ne pouvions, comme presque toujours en pareil cas, que préjuger plus ou moins exactement la nature du tissu pathologique. La continuité du nerf n'avait point été interrompue, et sa distension ou sa compression ne devait point être excessive, puisque les tubes nerveux avaient suffisamment conservé la conductibilité pour que ni la peau, ni les muscles neprésentassent de graves troubles de l'innervation.

La marche du néoplasme avait été lente d'abord, pour subir plus tard une augmentation tout à fait insolite, par sa rapidité, et les douleurs névralgiformes qui l'avaient accompagnée ; d'autre part, l'état général du malade, bien qu'ébranlé par la perte du sommeil et la continuité des souffrances, était satisfaisant. Aucun symptôme cachectique ne venait impliquer l'idée d'une syncrasie constitutionnelle sérieuse.

Nous dûmes donc songer immédiatement à un de ces néoplasmes dont le développement ne s'accompagne point d'abord de graves troubles de l'organisme et qui ont leur point de départ dans le tissu conjonctif du nerf. Le myome et le sarcome, souvent la combinaison de ces deux tissus, ont été fréquemment signalés, et leurs caractères généraux concordaient assez bien avec ceux de la tumeur. Je fus d'avis, immédiatement, qu'une intervention opératoire pouvait seule être de quelque utilité, dût la continuité du nerf être sacrifiée.

L'expérience a appris, en effet, que le membre inférieur pouvait être privé du nerf sciatique, non sans qu'il n'en souffre de grands dommages dans son état anatomique, mais sans que les fonctions du membre soient entravées à un tel point qu'il ne puisse plus être utile. Le sacrifice du nerf étant décidé et accepté en principe, restait un point obscur que, malheureusement, il était impossible d'élucider absolument. Quelles connexions affectait le néoplasme avec l'artère et la veine poplitées? Selon toute vraisemblance, ce n'étaient que des connexions de simple voisinage, puisque les battements de la pédieuse et de la tibiale postérieure étaient nettement perçus. Il était nécessaire cependant de prévoir le cas où le néoplasme, franchissant les limites de son enveloppe celluleuse, aurait jeté des traînées autour des gros vaisseaux. La conservation d'un membre privé de son principal nerf et de ses gros vaisseaux ne devait même plus être discutée, et l'amputation devenait la ressource extrême à laquelle on devait avoir recours en pareil cas. L'opération, commencée comme une extirpation de tumeur, pouvait donc devenir une amputation de cuisse. MM. Gosselin et Nicaise, appelés à donner leur avis, avaient fait des réserves identiques, et ce fut dans ces conditions que j'exécutai l'opération, le 6 novembre 1878, aidé de MM. Delens et Ch. Monod.

Le malade, anesthésié, le membre fut entouré par la bande élastique d'Esmarck jusqu'à l'aine, et le tube en caoutchouc fixé à ce niveau. Une longue incision, dépassant notablement en haut et en bas les limites du mal, intéressa la peau et l'aponévrose fémorale et mit à nu la tumeur. Il fut aisé de s'assurer alors que le tissu morbide était limité de tous côtés par une enveloppe celluleuse qui l'isolait des parties voisines. Aussi fut-il rapidement disséqué, et ses connexions avec le nerf sciatique mises à nu.

Le tronc de ce volumineux nerf abordait la tumeur par son extrémité supérieure ; puis, il se dissociait, s'éparpillait sur elle de manière à défier toute tentative de dissection. Après l'avoir mis à nu dans une hauteur suffisante, la section en fut opérée, à environ trois centimètres de la tumeur. Celle-ci fut, dès lors, renversée de haut en bas ; ses attaches profondes se laissèrent détruire avec autant de facilité que ses connexions latérales ; les vaisseaux poplités ne furent point dénudés et restèrent entourés de leur gaîne cellulaire. Enfin, les deux troncs de la formation du sciatique furent, à leur tour, dénudés et divisés à une distance favorable.

L'ischémie élastique avait été parfaite ; aucune goutte de sang ne s'était écoulée pendant l'opération, qui fut rapidement achevée. Quelques ligatures furent appliquées sur des vaisseaux qui furent reconnus avant la cessation de l'hémostase ; la vaste cavité laissée par la tumeur fut remplie d'éponges fines imbibées de solution phéniquée forte. Le tube relâché, il se fit un suintement sanguin, que la compression et les éponges arrêtèrent rapidement. Une ligature avait dû être placée sur l'artère qui accompagne le sciatique. Quelques points de suture entrecoupés réunirent partiellement la plaie, au fond de laquelle fut placé un gros drain à drainage.

La guérison ne fut entravée par aucun accident. Des compresses de tarlatane imbibées d'eau phéniquée recouvraient la plaie ; des injections de la même solution étaient poussées par le drain à chaque pansement.

La réunion fut rapide au niveau des points suturés, et le malade put commencer à se lever le 26 novembre, vingt jours après l'opération.

Un seul fait à signaler : le lendemain de l'opération, de grosses phlyctènes analogues à des ampoules de brûlure au second degré, ou à de vastes bulles de pemphigus, furent observées à la plante du pied.

Je dois me borner à signaler ce fait, sans y attacher d'autre importance ; pourtant, une circonstance fortuite mit le Dr Decorse à même d'expliquer cet accident. Une bouteille de grès remplie d'eau chaude avait été placée aux pieds du malade, et il est possible qu'il y ait eu là production d'une brûlure véritable, d'autant que le malade ne pouvait être averti de la température peut-être excessive de la bouteille.

Les températures comparatives de l'aisselle et du pied furent très régulièrement prises pendant le traitement. Il eût été peut-être préférable d'avoir la température comparative des deux pieds ; mais, tel qu'il est, le tableau que m'a remis le Dr Decorse est encore très intéressant et se trouve à la fin de l'observation. J'ai revu le malade quatre mois après, et voici dans quel état nous l'avons trouvé :

La cicatrice est solide, et ne présente rien de remarquable ; on ne sent profondément aucune induration pouvant faire craindre une récidive au début.

La jambe n'a point perdu sensiblement de son volume, ce qui tient à ce qu'elle est le siège, ainsi que le pied, d'un œdème dur, qui se laisse difficilement déprimer, et a quelque similitude d'aspect avec les œdèmes sclérodermiques. Notons cependant que la circulation ne semble pas trop languissante, et que le réseau veineux superficiel n'est pas trop dilaté. La peau a une teinte plus foncée, plus rosée que celle du membre sain, ce qui tient à un alanguissement de la circulation capillaire. Nous n'avons pu, à notre grand regret, prendre la température comparative des deux membres ; aussi ne pouvons-nous insister sur la sensation plus marquée de chaleur que donnait à la main la jambe du côté opéré.

L'anesthésie est complète dans toute la zone qui correspond à la distribution du nerf sectionné, savoir : à la partie postérieure et externe du membre. Les téguments du pied, à l'exception de leur bord interne et du gros orteil sont, également, anesthésiés. A la face interne de la jambe, au contraire, la peau a conservé sa sensibilité dans une zone qui mesure en étendue le tiers de la circonférence du membre. La sensibilité, parfaite au centre de la région, va diminuant progressivement vers les parties anesthésiées.

Le malade, homme très intelligent, avait dessiné schématiquement sur une jambe taillée dans du carton, la zone sensible. Celle-ci, par son aspect, son étendue, correspondait exactement à la distribution du saphène interne. Une représentation faite à dessein et pour les besoins de l'étude de la région sensibilisée par ce nerf ne peut montrer avec plus de netteté et de précision sa distribution.

La marche est possible, facile même, bien que gênée. L'extension de la jambe est assez régulière, seulement la voûte tarsienne n'étant plus soutenue, et le triceps sural étant complètement paralysé, le pied éprouve un aplatissement de la cambrure chaque fois qu'il supporte le poids du corps, en même temps qu'il se dévie en dehors, comme cela a eu lieu dans le valgus pied plat, dont il prend remarquablement la forme. Aussitôt que cesse la compression de la voûte tarsienne et que s'élève la plante du pied cette double déformation disparaît. La paralysie simultanée des péroniers, du triceps sural, jambiers antérieur et postérieur, extenseurs et fléchisseurs des orteils, rend compte de la disposition de la concavité plantaire et de l'abduction du pied ; la conformation des articulations tibiotarsienne et médio-tarsienne est telle, en effet, que si elles ne sont pas soutenues par des puissances musculaires, le poids du corps suffit pour imprimer cette attitude et cette direction au pied, ainsi que le démontrent des pressions exercées sur le pied disséqué par l'intermédiaire de la jambe.

Après son extirpation, la tumeur avait une forme très régulièrement ovalaire. Le nerf sciatique entrait en contact avec elle à son pôle supérieur. Il se dissociait ensuite, formant une sorte de plexus occupant la demi-circonférence postéro-latérale de la tumeur. Il se reconstituait, à sa partie inférieure, en ses deux troncs terminaux, sciatique, poplité interne et externe, qui avaient été sectionnés isolément.

Ces deux troncs se détachaient de la tumeur à sa partie latérale inférieure et non à son extrémité, qui dépassait ce niveau de plusieurs centimètres. Les plus grosses des branches formant le plexus dont nous venons de parler avaient le volume du brachial cutané interne ; les plus fines étaient d'une grande ténuité. L'adhérence du tissu morbide était intime ; et on n'eût pu la détruire sans en intéresser un grand nombre, et dilacérer en même temps la couche superficielle de la tumeur. Le névrilème de ces branches était épaissi, altéré dans son aspect, sa consistance, sa densité.

La tumeur elle-même était très ferme, résistante, donnait la sensation d'un kyste fortement tendu. En l'incisant suivant son plus grand diamètre, on tomba, après avoir traversé une couche de tissu de trois centimètres environ, sur une vaste cavité occupant toute la partie centrale. Elle renfermait un liquide noirâtre, ayant tout à fait la couleur et l'aspect de malaga épaissi.

Une bonne partie de ce liquide fortement comprimé, s'écoula en jaillissant, et se perdit, malgré les précautions que nous avions prises pour évaluer sa quantité. Nous pouvons juger approximativement que cette quantité ne dépassait pas 150 grammes.

La paroi interne de la cavité était lisse, comme recouverte d'une membrane kystique continue. Il existait cependant quelques fausses membranes grisâtres, molles, non adhérentes, et au-dessous desquelles la paroi avait l'aspect lisse que nous venons de signaler.

Le tissu néoplasique lui-même était blanc jaunâtre, translucide vers la périphérie de la tumeur. Sa consistance était très ferme ; on ne le déchirait ou réduisait en fragments par pression que difficilement. Du côté de la cavité centrale, il était plus coloré ; il avait un aspect rougeâtre indiquant une vascularité plus grande.

Il était également, dans ces points, plus friable, plus abreuvé de sucs. Je crois devoir rappeler que la tumeur était bien limitée et parfaitement isolée dans une atmosphère cellulo-graisseuse. Le liquide, qui ne put être soumis à l'analyse histologique, semblait provenir de l'extravasation du sang qui se serait produite à diverses reprises. M. Malassès, qui a bien voulu rechercher la nature histologique de ce tissu, nous a fait savoir qu'il était entièrement constitué par du sarcome fasciculé, présentant divers points ayant subi la métamorphose régressive.

CONCLUSIONS

Des faits que nous venons d'exposer, nous pouvons tirer les conclusions suivantes :

1° Les sarcomes primitifs des nerfs des membres ne se rencontrent que très rarement à l'état primitif. Ils sont le plus souvent secondaires par propagation de voisinage.

2° Le diagnostic des sarcomes des nerfs est un diagnostic très difficile.

Le plus souvent, les symptômes forment un ensemble clinique permettant de diagnostiquer une tumeur développée aux dépens d'un nerf ; mais c'est l'examen histologique qui dans certains cas pourra seul nous éclairer sur la nature et la variété de cette tumeur.

Cependant, on aura comme signe de probabilité de sarcome : la consistance molle et presque fluctuante de la tumeur, son plus grand volume, de forme irrégulière et bosselée, l'intensité des douleurs provoquées ou spontanées soit au niveau de la tumeur soit sur le trajet du nerf atteint, les troubles de l'état général et enfin l'évolution, généralement plus rapide que celles des autres tumeurs ;

mais souvent ces symptômes sont si peu accusés que le diagnostic ne sera fait qu'au moment de l'intervention.

3° Le pronostic de sarcomes des nerfs est sérieux ; il nécessite une intervention chirurgicale précoce. La récidive est toujours à craindre ; ils peuvent se propager de proche en proche, s'étendre sur une grande longueur du nerf et gagner même la moelle. Par les douleurs qu'ils déterminent parfois et leurs récidives, ils peuvent menacer l'état général et entraîner la mort.

4° On peut trouver sur les nerfs les différentes variétés de sarcomes. *(Sarcomes globo-cellulaires, fuso-cellulaires et télangiectasiques.)*

5° Leur anatomie pathologique consiste en hyperplasie embryonnaire des éléments conjonctifs du nerf : soit le névrilème, soit les graines lamelleuses.

Dans le premier cas, la tumeur étant *périphérique* par rapport aux faisceaux nerveux, c'est au procédé de *dénudation* qu'on aura recours si on s'est décidé à intervenir.

Dans le second cas, elle est *centrale,* et on lui préfèrera l'*énucléation*, procédé de choix pour les tumeurs des nerfs en général.

La dissection minutieuse de la tumeur est, le plus souvent, possible et doit être toujours tentée dans ces deux cas.

Si l'on ne peut y réussir, la *section* du nerf au-dessus et au-dessous de la tumeur s'impose, avec suture de deux extrémités pour rétablir la continuité du nerf. Les suites opératoires, après les sections de nerf, ne sont pas aussi mauvaises qu'on pourrait s'y attendre.

Les suppléances motrices et sensitives et la régénération nerveuse, après suture, qui se fait normalement dans un délai de 3 à 6 mois, ne tarderont pas à assurer le bon fonctionnement du membre.

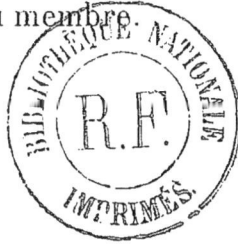

INDEX BIBLIOGRAPHIQUE

ARONSSOHN. — Obs. sur les tumeurs développées dans les nerfs. — Th. de Strasbourg, 1822.

BARD. — Précis d'anatomie pathologique, 1870.

BARDELEBEN. — Sur deux cas de sarcome du nerf sciatique et de ses branches (Verhandl, der deut. Gesellsch. f. chir., Berlin, 1883.

BAUMEISTER (T.). — De tumoribus nervorum adjecto eorum casu novo 8°. Bonnæ, 1833.

BOBROFF. — *Centralblatt für chir.*, 1895, n° 48.

BONNEL. — *Gazette médicale de Lyon*, 1850.

BOUILLY et MATHIEU. — Sarcome du sciatique, résection du nerf. — *Archives générales de médecine*, juin 1880.

BOWLBY. — Blessures et maladies des nerfs ; traitement chirurgical.

BROCA. — Traité des tumeurs, t. I.

BRUN. — Contrib. à l'étude des sarcomes des nerfs, et en particulier des nerfs du membre supérieur. — Th. de Paris, 1898.

CHWOSTEK. — Ein Fall von sarcom des recten nerven faciales an dem Schadelbasis. — *Wiener med. Presse,* 1883, XXII, 1057-1060.

CORNIL et RANVIER. — Tumeurs des nerfs. — *Manuel d'histologie pathologique*, p. 667.

COURVOISIER. — Die neuronn. — *Klinische monographie*, Basel, 1886.

COYNE. — Traité d'anatomie pathologique, 1894.

CRUVEILHIER. — Traité d'anatomie pathologique générale, t. III.

DEMARQUAY. — Thèse de Paris, 1876.

Descot. — Dissert. sur les affect. locales des nerfs. — Thèse de Paris, 1822.

Dor. — Névrome malin sur une branche du nerf radial. — *Lyon médical*, 1897.

Duplay. — Sarcome du cubital, clinique de Saint-Louis. — *Progrès médical*, 12 mai 1877.

Duplay et Reclus. — Société de chirurgie, t. II (Lejars). Tumeurs primitives des nerfs.

Foucault. — Sur les tumeurs des nerfs mixtes. — Thèse de Paris, 1872.

Girardin. — Des tumeurs des nerfs en général et des nerfs du creux poplité en particulier. — Thèse de Paris, 1876.

Giraudet. — Des diverses tumeurs des nerfs. — Th. de Paris, 1852.

Herczel. — Fibromes et sarcomes des nerfs périphériques. — *Beit. zur pathol. anat. von Ziegler.*

Home. — A case of sarcom of the internal propliteal nerve. — *Lancet*, 1822, II, 344.

Honel. — Société de chirurgie, 1853.

Hume. — Tumeurs des troncs nerveux. — *Lancet*, 19 sept. 1891.

J.-P. Zum Buch. — Contribution à l'étude des affections chirurgicales du syst. nerv. périphérique. — *Langenbeck's Archiv. für klinische Chirurg.*, t. XLIX, p. 451.

Kraussold. — Beitrage zur nerven. chirurgic., Sarcom des Nerven medianus. — *Archiv. für klin. Chir.*, 1867, XXI, 448-462.

Lebert. — Physiologie pathologique, 1841.

Leboucq. — Des névromes. — Th. de Paris, 1865.

Le Dentu-Delbet. — Traité de chirurgie, t. IV. Tumeurs primitives des nerfs (Schwartz).

Letiévant. — Traité des sections nerveuses.

Levrey et Pilliet. — Communication à la Société anat., 22 avril 1898.

Mac-Burney. — Fibro-sarcom of the median nerve, excision. — *New-York medical Journal*, 1867, XLVII, 652.

Marchand. — Société de chirurgie, 1879.

Moty. — Sarcome du médian droit. — *Bull. de la Soc. de méd. du Nord*, 1897.

Odier. — Manuel de médecine pratique, Genève, 1803.

PAGE (F.). — Large vascular sarcoma of the sciatic nerve ; amputation. — *Brit. M. J. Lond.*, 1884, 104.

QUÉNU. — Traité de chirurgie, t I.

RAZEMON. — Contribution à l'étude du sarcome des nerfs. — Th. de Lille, 1895.

RECLUS. — Quatre agrégés. Sarcome des nerfs, p. 486.

RUMEN. — Essai sur les névromes. — Th. de Paris, 1875.

SCHMIT (R.). — Durée et traitement des névromes, Dublin, 1849.

TESTUT. — Anatomie, Structure des nerfs, t. II.

TILLAUX. — Thèse d'agrégation, 1866.

TUFFIER. — Sarcome du creux poplité siégeant dans le nerf sciatique ; résection du nerf. — *Bull. Soc. anat. de Paris*, 1884.

VERNEUIL. — Soc. anat., 1854 ; Soc. biol., 1855.— *Arch. méd.*, 1849.

VIGO. - 1512.

VIRCHOW. — Pathologie des tumeurs, t. II.

ZIEGLER. — Traité d'anatomie pathologique générale et spéciale, 1892.

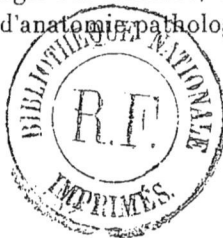